腸躁症
超圖解

腸道愛生氣，都是因為它？
這樣做，自然揮別惱人腸敏感，
從心到身找回健康人生

鳥居內科診所主任／醫學博士 **鳥居明** 醫師

許郁文 譯

前言

戰勝腸躁症（大腸激躁症），贏回充實的人生

自古以來，大家都知道緊張會引發腹痛或是拉肚子等症狀，到了現代社會之後，更是有段時間都將這些症狀的發生，全歸因於當事人過於脆弱或是抗壓性不夠。

不過，近年來這類症狀已被確認是一種醫學上的疾患，稱為大腸激躁症（Irritable Bowel Syndrome, IBS），簡稱腸躁症。腸躁症是大腸明明沒有發炎，卻不斷引發慢性腹痛或拉肚子這類症狀的疾病，一旦惡化，小則無法搭乘電車、公車這類大眾交通工具，大則可能在工作或是學業中造成問題。根據最新調查，日本約有百分之十至十五的國民受腸躁症所困，可見腸躁症絕非什麼罕見的疾病。

明明腸道看起來沒有異常，為什麼腸躁症會因為壓力而發作呢？本書將完整介

紹腸躁症的全貌，不但能讓大家更加了解這種疾病，更盡可能地以簡單易懂的方式，說明可在醫院接受哪些檢查與治療。此外，腹痛、拉肚子、便祕也有可能是其他疾病的徵兆，所以本書也會介紹與之相關的重大疾病，以及分辨這類重大疾病的重要性。

不過，正如開頭所提到的，腸躁症的病因與壓力有很大的關係，所以第四章與第五章會介紹治療腸躁症的各種方法，也就是所謂的「祕訣」或是「心態」。

雖然腸躁症不會直接危及生命，卻是一種會讓我們失去正常的生活，無法享受喜悅與充實感，且「危害人生」的疾病。如果本書能幫助腸躁症的患者更多了解這項疾病，幫助大家度過充實的人生，那將是作者的榮幸。

鳥居內科診所　院長

鳥居明

目錄

1

腸躁症（大腸激躁症）是怎麼樣的疾病？

是否曾因下列這類症狀而煩惱呢？

那些妨礙日常生活的肚子不適症狀

有些人應該有過在早上上班、上學的通勤途中，肚子突然痛得必須半路下車，衝進車站廁所解放的經驗吧？有些人也可能有過在準備開重要會議或是考試的時候，肚子突然咕嚕咕嚕作響，或是痛到說不出話的經驗。

除了上述這類急性拉肚子的症狀之外，也有些人明明飲食很正常，卻苦於排便不順，或一直反覆出現腹瀉和便祕等情況。

大家身邊是否有這樣肚子常常不舒服，導致日常生活失衡的人呢？說不定正在閱讀本書的你也有這類煩惱。這種原因不明的慢性腸胃不適，很有可能就是造成日常生活不便的**腸躁症，也就是所謂的大腸激躁症（或稱過敏性腸綜合症）**。

造成日常生活不便的腸胃不適

在搭電車的時候
突然肚子痛

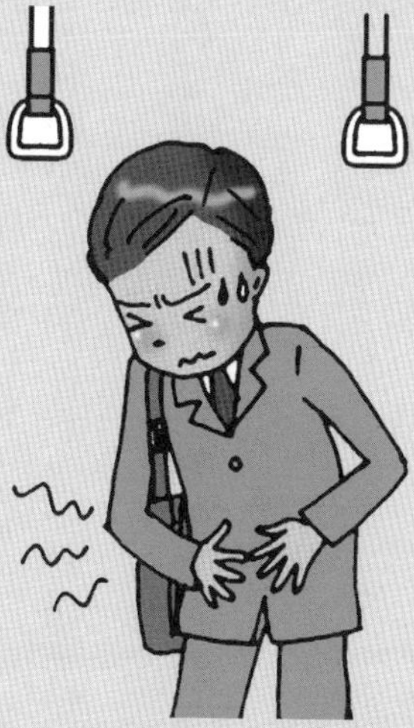

在開會或上課
的時候腹痛

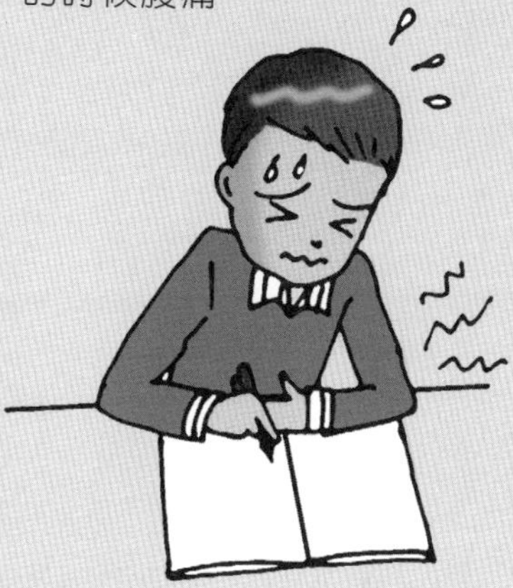

不斷地拉肚子
與便祕

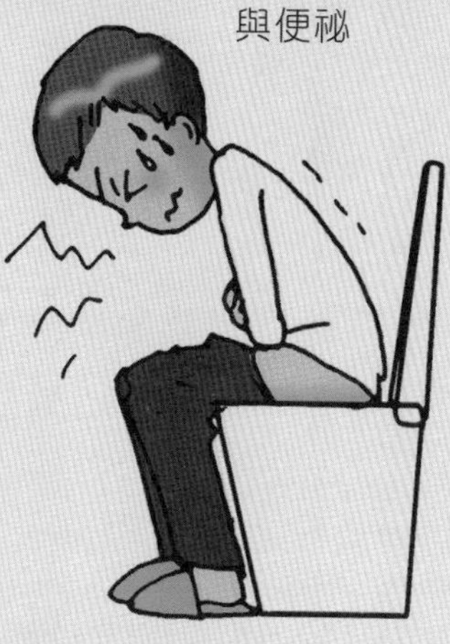

如果平常會突然肚子不舒服，而且這類問題常常發生的話，有可能罹患了腸躁症（大腸激躁症）。

會出現哪些症狀？

從「大腸激躁症」這個正式的病名便不難了解，腸躁症這種疾病會引發大腸各種症狀。其中最主要的症狀之一就是難以忍耐的**腹痛**。

其他還包含胃脹氣（腹部脹滿的感覺）、有便意，但去了廁所卻上不出來的「裡急後重」，或是肚子不斷咕嚕咕嚕作響的**不適感**。這類腹痛或是腹部不適的狀況，都有排便後，即可暫時緩解的特徵。除此之外，像是拉肚子或是便祕這類**排便異常的症狀**，也多有發生。許多人都以為「腸躁症的症狀僅是拉肚子」，但其實有不少人也會因為腸躁症而便祕。

當然，這類肚子不舒服的症狀，也有可能是因為睡覺的時候肚子不小心受涼所導致，相信很多人也都有過類似的經驗，只要去醫院看病，或是在家裡靜養一陣子後，這類症狀就會自然消失。不過，腸躁症卻不同，不但找不出明確的直接誘因，

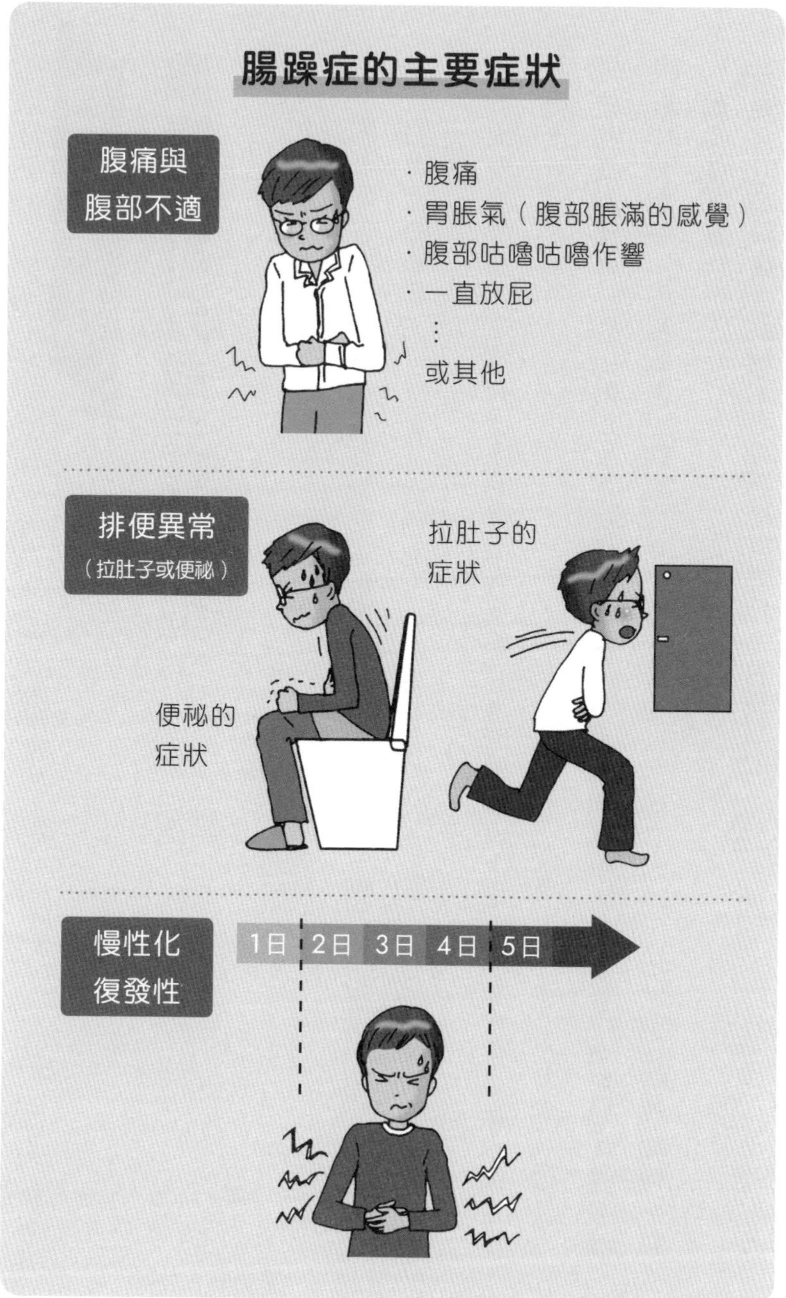

而且隨之而來的腹痛、腹部不適、拉肚子、便祕都會持續一段時間（**持續性**），甚至還會不斷地復發（**復發性**）。

腸躁症的特徵②

腸躁症可分成三種類型

腸躁症主要分成下列三種類型。這些分類是以糞便軟硬度為標準，第二章會進一步說明辨別的形狀，也請大家繼續讀下去。

①**下痢型腸躁症**：這類腸躁症的特徵為突如其來的腹痛或下痢。糞便會像是泥水或是水便。

②**便祕型腸躁症**：與下痢相反，是糞便硬得排不出來的狀態，除了會引發腹痛，還會讓肚子胃脹氣。這種狀態下的糞便通常含水量很低，而且很硬，形狀則像是一顆顆小粒的兔子糞便。

③**混合型腸躁症**：就是下痢與便祕重覆發生的類型。

除了上述這三種之外，也有不屬於這三類的「無法分類」的類型，不過大家只需要先記得①～③這三種分類即可。

腸躁症的三大類型

類型	類型的定義
①下痢型腸躁症	軟便（像泥水般的糞便）或是水便多於 25%，以及堅硬的糞便與顆粒狀的糞便（像兔子糞便一樣的形狀）少於 25% 的情況。
②便祕型腸躁症	堅硬的糞便與顆粒狀的糞便多於 25%，軟便或是水便少於 25% 的情況。
③混合型腸躁症	下痢與便祕交互出現。硬便或是顆粒狀的糞便超過 20% 以上，軟便或是水便也超過 20% 以上的情況。

上述的表格是參考腸躁症診斷國際基準「羅馬準則 IV」（詳情請參考第二章「腸躁症的診斷」）製作。除此之外，也有不符合這類標準的無法分類型腸躁症。

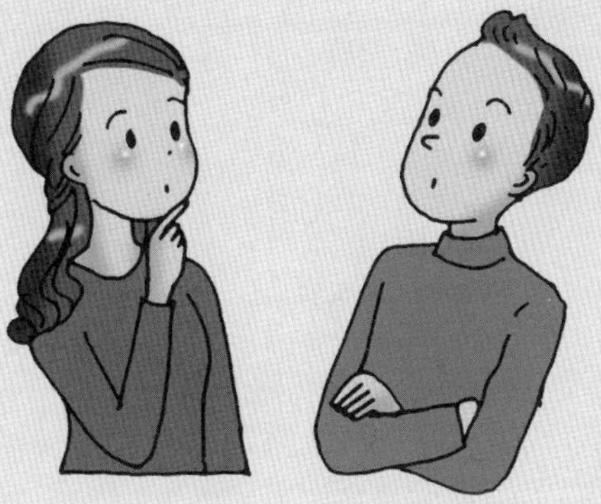

腸躁症的特徵③

接受檢查或是用肉眼觀察，也找不到任何異常

當我們出現下痢或是便祕這類症狀，通常是身體的某個部分出現了異常。像是大腸癌亦會引發拉肚子或便祕這類症狀（之後也會進一步說明），但大腸癌可利用內視鏡觀察並診斷出來；而若是罹患潰瘍性大腸炎，大腸的內側則會出現發炎反應。感染性腸胃炎的話，只需要接受醫生檢查，就能確認引發下痢症狀的原因是病毒或是細菌。相反地，腸躁症卻無法透過內視鏡或是各種檢查，**在腸道找出任何可能的病因**。

我們的身體是由內臟、組織、器官這些肉眼可見的物質所組成，這些物質又稱為「器質」。大腸癌或是潰瘍性大腸炎，是大腸出現腫瘤或發炎症狀的疾病，雖然一樣會導致下痢或便祕，不過腸躁症不會出現這類器質性異常，所以在進行腸躁症檢查時，通常第一步都要確認是否出現了**器質性異常**。

簡單來說，腸躁症會有下列症狀

腸躁症（大腸激躁症）就是……

- 慢性腹痛或是腹部不適。
- 伴隨著下痢或便祕這類排便異常的症狀。
- 排便之後，上述的腹部症狀就得以改善。
- 不會出現與上述症狀有關的器質性異常或是生物化學方面的異常。

（上述內容參考了東北大學醫院綜合診療部本鄉道夫的定義）

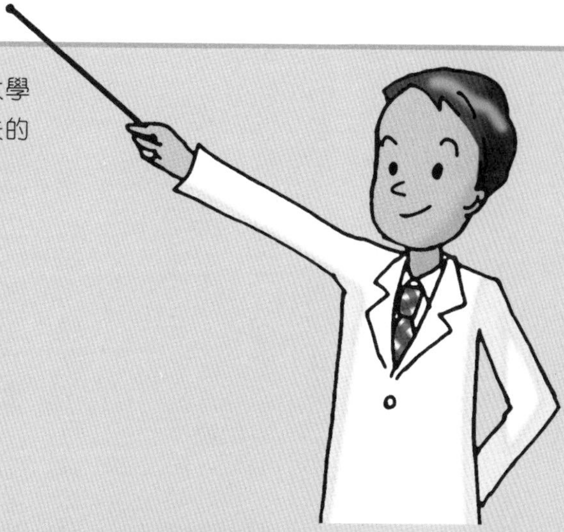

定義腸躁症的重點在於「沒有器質性異常」、「腹痛」、「腹部不適」、「排便異常（下痢或便祕）」與「慢性化」。

什麼是「功能性胃腸疾病」？

讓「腸道功能」失調的腸躁症

話說回來，每個人或多或少都曾有過拉肚子、便祕這類排便異常，或是腹痛、腹部不適的症狀，所以不太可能因為肚子有點痛或是「好像常拉肚子」就去醫院就診。

不過，若仔細觀察腸道的病徵，就可以一一分類出這些疾病。比方說，從嘴巴到肛門的消化器官沒有出現發炎症狀或是腫瘤這類器質性異常，卻總是發生火燒心、消化不良、腹痛、排便異常等慢性症狀時，就可能屬於**功能性腸胃疾病**（ＦＧＩＤ）。這類疾病的成因，通常與飲食內容、氣候冷暖的變化、壓力以及各種原因有關。

在功能性腸胃疾病之中，還有一種只會發生在小腸或大腸等處，而不會在口腔、食道、胃這類上半部消化器官出現的功能性腸道疾病，腸躁症就屬於這種功能性腸道疾病之一。這種功能性腸道疾病的症狀包含功能性下痢、便祕與功能性胃脹氣等等。

另一種伴隨著發炎、器質性異常等症狀，同時出現下痢、便祕這類排便異常、腹痛等腸道不適症狀的疾病，則是發炎性腸道疾病（IBD），與前述的功能性腸道疾病截然不同。

換句話說，功能性腸道疾病之一的腸躁症，即是臟器與組織未出現任何異常，「腸道功能卻因此失調的疾病」。

腸躁症是讓腸道機能失調的疾病

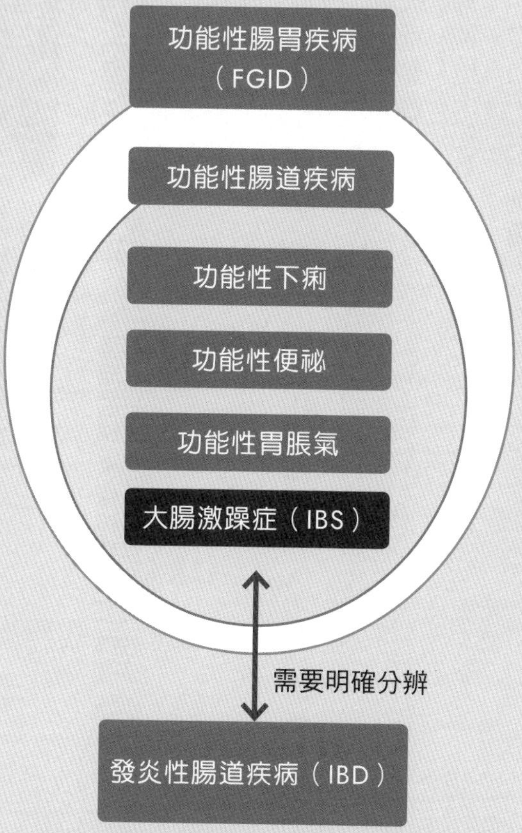

這張示意圖定義了腸躁症，及與 IBD（發炎性腸道疾病）之間的關係。腸躁症是沒有器質性異常，但腸道機能卻失調的疾病，也是屬於「功能性腸胃疾病」的疾病之一。

凡事皆有例外

有時也會出現發炎這類器質性異常

明明沒出現器質性異常，但腸道功能卻慢性受損的腸躁症，已知屬於功能性腸道疾病的一種；但也有從症狀來看是腸躁症，腸道卻真的有發炎的例子。此外，因為感染細菌而罹患急性腸胃炎後痊癒的患者中，也有人過了好幾年都還無法擺脫腸躁症症狀，這種情況稱為「感染後腸躁症」（Post-infectious），這時只要經過檢查，通常都會在糞便中驗到細菌。

不過，這類發炎的症狀或是細菌的存在，真的是引發腸躁症的元凶嗎？這個問題到現在還沒有答案。被診斷為腸躁症的患者，有時也會出現大腸發炎的症狀，進而惡化為發炎性腸道疾病（ＩＢＤ），此時通常會以治療潰瘍性大腸炎的方式來診治；反之，也有的人是在潰瘍性大腸炎治好後，才接著患上腸躁症，此時也會在大腸發現發炎的症狀。

不論如何，基本上腸躁症屬於功能性的疾病，ＩＢＤ則屬於發炎類的疾病，就臨床治療的經驗而言，腸躁症並不會出現器質性異常，這同時也是診斷腸躁症的基準指標。

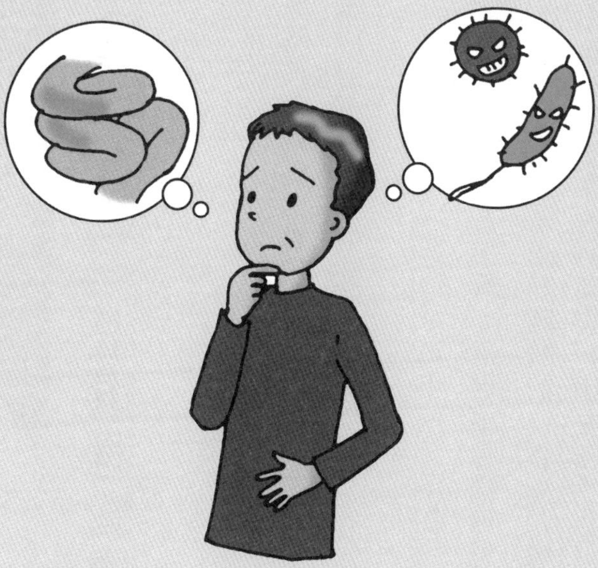

就算是腸躁症，偶爾也會出現發炎這類器質性異常，或是在接受檢查之後，驗出其他病原體。但一般來說，腸躁症屬於沒有器質性異常的功能性疾病。

雖然不至於危及「性命」……

讓「充實的人生」出現遺憾的腸躁症

大腸癌與腸躁症雖然都有拉肚子或便祕這類症狀，但大腸癌是攸關性命的疾病，相對地，腸躁症卻不會致人於死，也因此常被忽視。

不過，腸躁症卻會讓人在搭乘電車或是參加重要會議等無法暫時離席的場合突然劇烈腹痛，忍不住想衝去廁所，這也讓腸躁症患者隨時都要擔心肚子痛的問題，而且不管去哪裡，都得先確認好廁所的位置；跟家人、戀人去旅行時，也常常會因為擔心拉肚子而無法盡情享受旅程；有些人甚至因此盡可能不出門，進而導致在工作或是學業上遇到困難，人生也就此失去色彩。

衡量生活是否充實的指標稱為**生活品質**（**QOL**），而腸躁症正是會讓生活品質下滑，對人生造成深遠影響的惱人疾病。

與 QOL（生活品質）有關的元素

靈性層面
信念、成就感、內心平穩這類元素。

生理
身體的症狀或是疼痛這類元素。

角色、機能
於日常生活中擔任的角色或是動力。

QOL
（生活品質）

心理、精神
不安、抑鬱、情感、心痛這類元素。

社會
人際關係、社經地位等等。

QOL是由圖中這些元素組成。一旦罹患腸躁症，就會出現腹痛、身體不適這類生理方面的痛苦，這些痛苦會讓我們無法擁有正常的日常生活，也無法扮演應該扮演的角色，發揮該有的能力，對工作也會造成影響，而失去原有的社經地位。就心理層面而言，腸躁症患者會因此自責、抑鬱，也會對生存方式感到困惑，或是失去原有的信念。

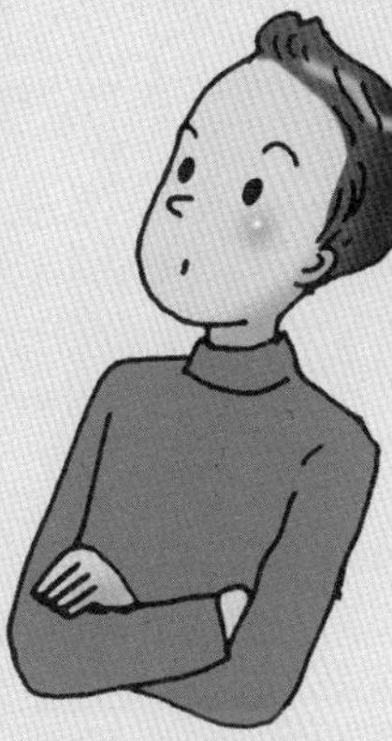

拉肚子或是便祕的患者有一成以上是腸躁症患者

話說回來，腸躁症患者到底有多少人呢？二〇〇八年，日本曾有一項以一萬人為目標對象進行的網路調查*，結果指出約有百分之十三．一的人是腸躁症患者，說得更直接一些，竟然有超過一成的日本國民是腸躁症患者。

這類有關腸躁症患者人數的統計資料非常多，而結果都落在**整體人口的百分之十至十五之間，換言之，日本約有一千二百萬人正為腸躁症所苦**。

若從年齡層來看，以十幾歲到二十幾歲的年輕族群最多。隨著年齡增長，腸躁症患者的比例也越低，但是到了高齡族群之後，腸躁症患者的比例又開始往上升。若從性別來看，女性比男性更容易罹患腸躁症，且男性通常屬於下痢型腸躁症，女性則通常是便祕型腸躁症與混合型腸躁症。

從這些數字來看，可以發現腸躁症其實比想像中更常見。

各類型腸躁症的比例

整體以混合型腸躁症的患者最多，其次是下痢型腸躁症。男性以下痢型腸躁症為最多，女性則以混合型或是便祕型為多。

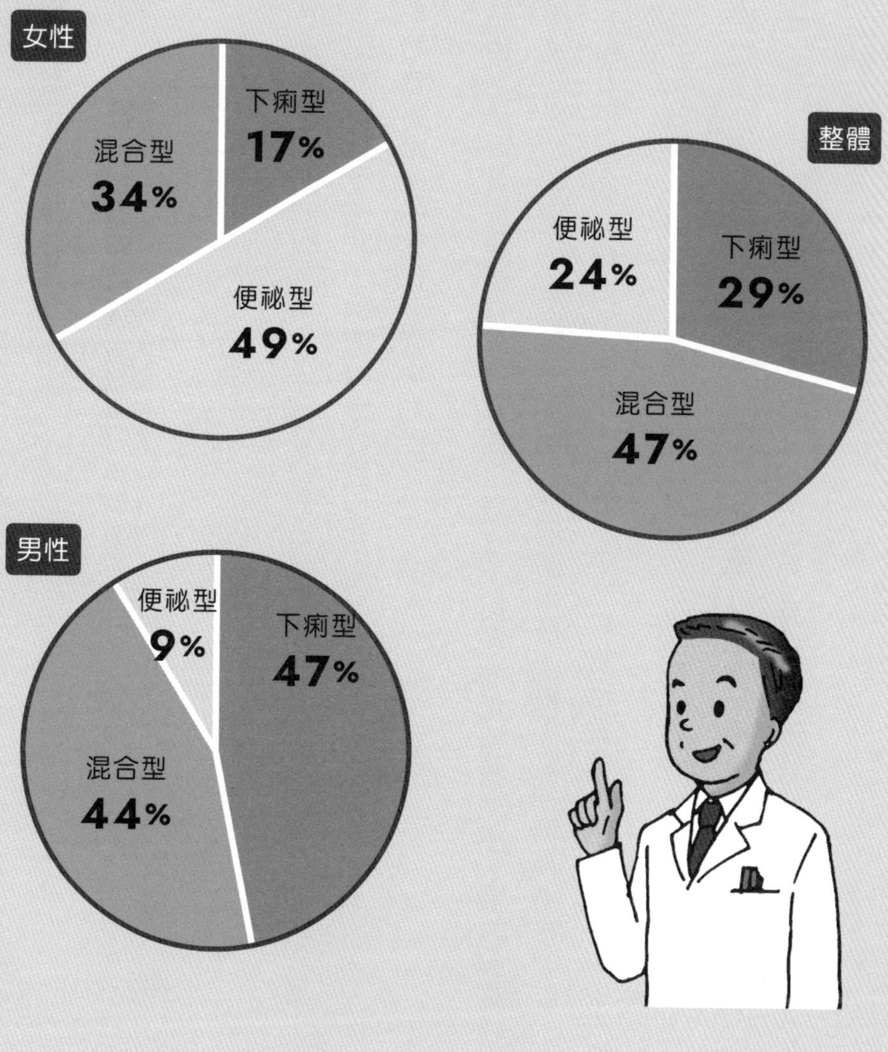

* 根據「功能性腸胃疾病診療指南 2014 —— 大腸激躁症（腸躁症）」（南江堂發行）收錄的資料。

了解腸道的大小事！①

消化食物、吸收營養的消化器官

腸躁症的特徵在於，明明腸道沒有任何異常，卻常出現下痢、便祕這類排便異常，或是腹痛、腹部不適等症狀，然而腸躁症到底是怎麼發生的呢？要想知道答案，首先要了解消化器官與腸道的運作方式。

負責消化食物、攝取營養的器官都稱為**消化器官**，而在消化器官之中，有一條從口腔↓食道↓胃部↓十二指腸*↓小腸↓大腸↓肛門的路徑，這條路徑稱為**消化道**，食物會在通過這條消化道的過程中被消化，食物之中的營養也會被吸收，而消化道主要扮演了「運送」食物的角色。

除了上述這些部分，消化器官還包含肝臟、胰臟、膽囊這類臟器。這些臟器會分泌各種消化液，幫助消化與攝取營養，所以又被稱為**消化器官附屬器官**。

＊十二指腸連接胃和小腸，在分類上可能包含在小腸中。

其中消化器官之一的胃，除了會分泌胃酸，還會透過強烈的蠕動讓食物與胃酸充分融合，藉此分解食物。被分解的食物會變成糊狀食物，再從十二指腸*運往小腸。

負責消化食物與攝取營養的消化器官

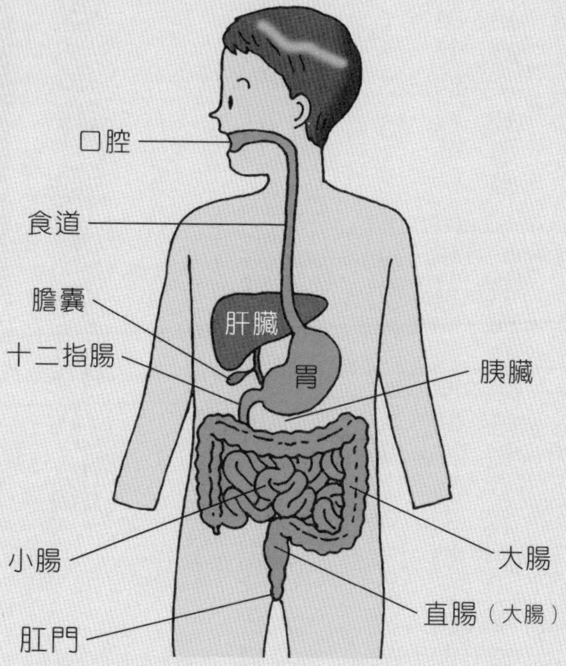

消化器官包含消化道與消化器官附屬器官。屬於附屬器官之一的胰臟會分泌消化食物的胰液（消化酵素），而胰液會進入十二指腸，再消化食物。消化道的長度約為 9 公尺，當食物在這麼長的消化道之中被消化時，食物的營養與水分會被吸收，剩下的殘渣就會變成糞便。

了解腸道的大小事！②

負責吸收營養與水分的小腸

胃的任務是消化食物；小腸則是從不斷流動的粥狀食物（食糜）之中，吸收營養與水分。

小腸的直徑雖然只有三至四公分，但長度卻有六公尺左右，而且內側有許多皺褶，以及無數突起的絨毛，所以**實際接觸到食物的總面積非常大**，**營養的吸收效率也因此能變得更高**。經過消化的食物在通過這麼長的小腸時，蘊含其中的大量營養會被徹底吸收。

順帶一提，小腸內也有很多能打敗細菌的免疫細胞。因嘴巴與肛門這類開口性的消化道是很容易被細菌入侵的器官，所以為了消滅食物與飲料之中的有毒物質及細菌，**小腸才會有許多免疫細胞存在**。

占消化道三分之二長度的小腸負責吸收營養與水分

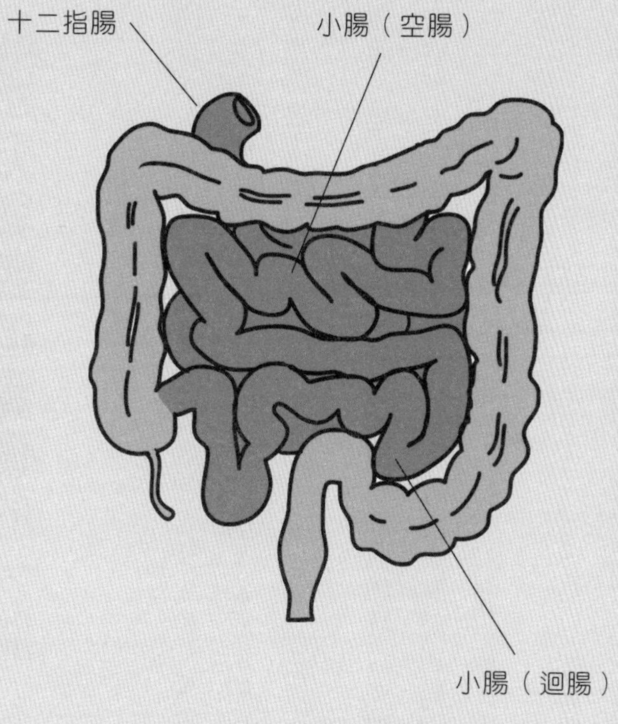

十二指腸有胰臟分泌的胰液與膽囊分泌的膽汁，除了十二指腸之外，小腸的前半段稱為空腸，後半段稱為迴腸，但是沒有明確的界線。長達 6 公尺的小腸會從粥狀食物吸收營養與水分。

了解腸道的大小事！③

吸收剩餘的水分與製造糞便的大腸

若從身體正面來看，圍繞在小腸旁邊的大腸包含往上延伸的**升結腸**、往水平方向延伸的**橫結腸**、往下延伸的**降結腸**，呈S狀彎曲的是**乙狀結腸**以及**直腸**，食物會依照上述的順序在大腸之中運送。

大腸的主要功能，是從沒有剩餘多少營養的食物殘渣裡，吸收剩下的水分與維生素。食物殘渣大概需要三至十個小時才能通過大腸，在這段時間之內，多餘的水分會被吸收，食物殘渣也會變成固體或是類似固體的形狀，最終再變成糞便。換句話說，大腸的重要任務之一就是製造糞便。

當糞便進入乙狀結腸之後就會停留在這裡，待累積到一定程度的份量之後，便會流入直腸，對直腸造成刺激，接著，大腦在接受到這種刺激之後，就會產生便意，提醒我們去上廁所。

負責吸收水分與製造糞便的大腸

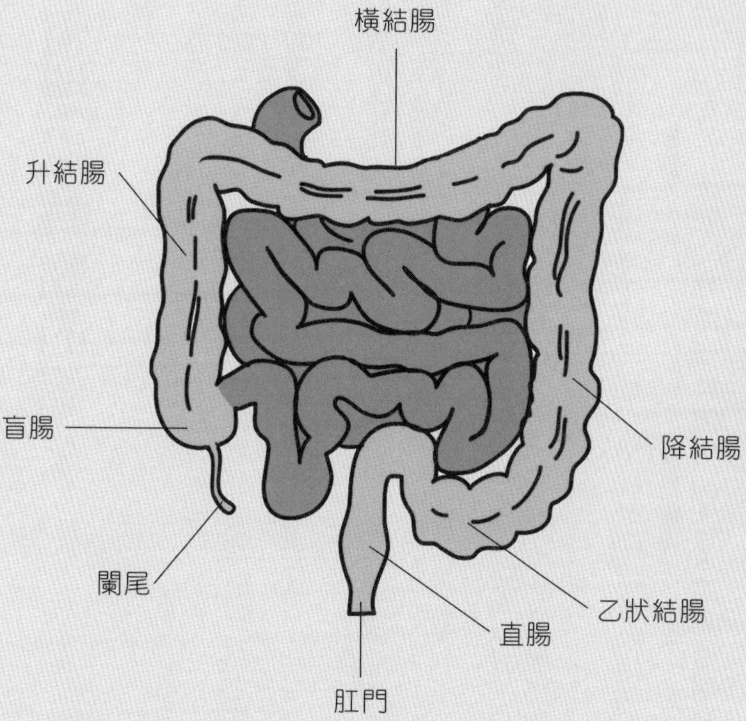

大致來說，大腸是由升結腸、橫結腸、降結腸、乙狀結腸與直腸組成，食物殘渣在經過大腸之後，就會變成糞便。

了解腸道的大小事！④

腸道是如何運送食物的呢？

小腸與大腸吸收了食物（食糜）的營養、水分與其他物質之後，食糜最終會變成糞便。在這個過程之中，腸道的運動方式可分成下列三種：

- **蠕動：**一部分的腸道收縮，同時後面的部分放鬆，將食物擠往行進方向（肛門的方向）。
- **分節運動：**腸道進行節段性收縮，也就是縮放與膨脹的運動方式。
- **鐘擺運動：**腸道像手風琴般收縮，讓食糜與消化液一邊混合，一邊移動。蠕動是讓消化道變細的水平收縮運動，但鐘擺運動則是往進行方向垂直收縮的運動。

這三種運動的功能各有不同，分節運動的目的在於讓食糜與消化液混合；鐘擺運動則能夠運送食糜，並讓食糜與消化液混合；蠕動只負責運送食糜。當食糜經過小腸時，食糜的營養會被吸收。為了吸收營養，食糜必須與消化液混合，但是發生腸躁症症狀的大腸，卻只會負責蠕動這項運動。

腸道的三種運動

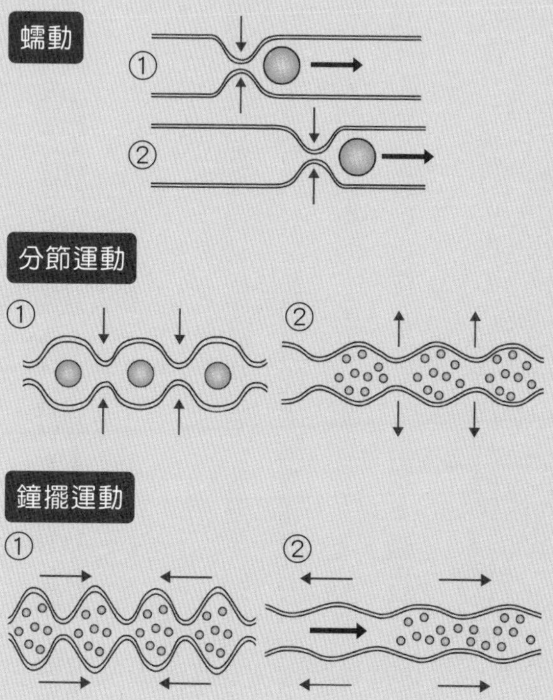

蠕動是讓部分腸道收縮，食物被往前擠的運動。一旦因為腸躁症而過度蠕動，腸道內部的壓力就會升高，之後會因為感覺過敏而出現腹痛的症狀。腸躁症造成的腹痛之所以會在排便之後緩解，全是因為造成刺激的糞便被排出體外。分節運動是進行節段性收縮之後再放鬆的運動。鐘擺運動則是腸道的前後段先收縮再放鬆的運動。

說明大腦與腸道相關性的腸腦軸線理論

大腦會透過神經控制腸道的運動。這類運動與心臟的跳動一樣，都屬於我們無法擅自開始或停止的自主性運動；控制這類運動的神經稱為**自律神經**。另一方面，第28頁也提到，糞便流入直腸之後會刺激直腸，而這股刺激會傳至大腦，因此產生便意，由此可知，腸道會將刺激傳至大腦。**這種大腦與腸道的關係又稱為腸腦軸線**。

當大腦承受過度的壓力，就會出現**內臟超敏反應**（visceral hypersensitivity）。大腦會因為一點點的小刺激而過度反應，如此一來，便意與食糜造成的腸道壓力便會轉換成痛感再傳至大腦。腸躁症的腹痛或是腹部不適症狀就是如此形成的。

除了內臟超敏反應之外，還會出現**腸道蠕動異常**的現象。腸道蠕動異常造成的蠕動若比一般更激烈，食糜就會以非常快的速度通過腸道，導致大腸來不及完整吸收食糜的水分，這就是糞便像泥水般的下痢型腸躁症的病因。反之，當蠕動的力道不足，食糜的移動速度過於緩慢，停留在大腸的時間太久，被吸收了太多水分，糞便就會變硬，而這就是便祕型腸躁症的起因。

大腦與腸道透過神經互相影響

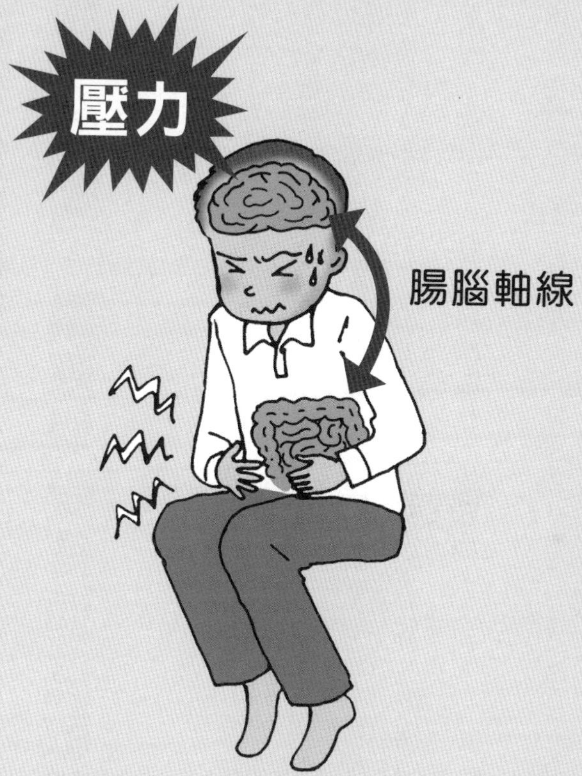

當大腦感受到壓力，這股壓力就會透過神經傳遞至腸道，使腸道的運動出現異常。此外，腸道的感覺也會透過神經傳至大腦，而感受到壓力的大腦會因此過度反應，陷入知覺過敏的狀態，最終就會造成腹痛。

負責傳遞資訊的物質

促進腸道運動，讓感覺變得過度敏銳的血清素

前面提到，大腦與腸道透過神經緊密結合，但是雙方的資訊又是如何傳遞的呢？比方說，人類會使用語言傳遞資訊；而組成身體的內臟、組織或細胞，則是利用化學物質代替語言，藉此傳遞資訊；**神經傳遞物質**就是負責在神經之中傳遞資訊的化學物質。神經傳遞物質一旦於神經細胞的特定部分附著，細胞就會開始活動與產生刺激。簡單來說，就像是「鑰匙與鑰匙孔」的關係。

神經傳遞物質之一的血清素（可簡稱為5-HT）常見於大腦與腸道之中，具有讓人清醒或是觸發組織活性的效果。在一般的狀態之下，血清素會讓腸道正常運作，但是當大腦感受到壓力，腸道就會因為前面提到的腸腦軸線而對血清素產生過度的反應，腸道的運動與感覺都會出現異常。如此一來，就會因為內臟超敏反應而出現腹痛、腹部不適這類症狀，或是因為腸道運動異常出現下痢這類症狀。

＊台灣未核准用於治療腸躁症

能削弱血清素效果的藥為「Ramosetron Hydrochloride」*，常用於治療下痢型腸躁症。

與血清素有關的腸腦軸線

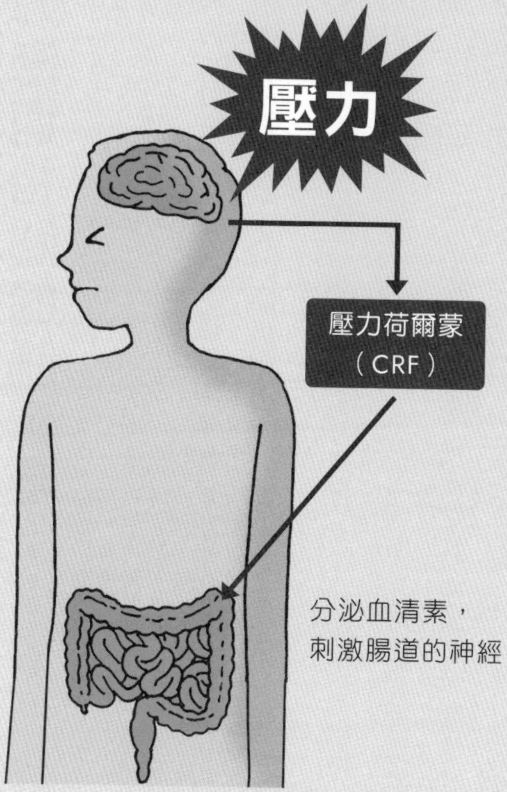

大腦感到壓力時，會分泌 CRF 這種壓力荷爾蒙，腸道的血清素會因此過度分泌，腸道的神經也會變得太過活躍，進而引起腸道運動異常或是內臟超敏反應。

引爆腸躁症的導火線

與壓力密切相關的腸躁症

一般認為，日常的飲食以及環境因子都是誘發腸躁症的因素之一，簡單來說，腸躁症主要是由**心理壓力**、**人際關係壓力以及腸腦軸線這些相關因素所引起的疾病**。

若是潰瘍性大腸炎這類器質性異常的患者，有可能在半夜睡到一半的時候，突然因為拉肚子或是腹痛而不得不驚醒並衝去上廁所，但是腸躁症的患者不會如此，因為大腦已經在休息了。換句話說，在睡覺或是其他沒有意識的狀態下，是不會出現腸躁症症狀的。

此外，就算是在去上班或上學時感到很大壓力，只要放假待在家裡的時候就不會出現腸躁症的症狀。或是早上搭乘電車上班的時候會出現腸躁症的症狀，但是下班搭乘電車回家的時候卻不會出現此症狀。

有時候也會因為發生了某些突如其來的事情，而導致出現腸躁症的症狀。比方說，突然想到之前在上班途中肚子痛的事情，就會害怕「要是在這時候又肚子痛，恐怕就得在電車上拉肚子了。」這種心理狀態又稱為「**預期性焦慮**」。由此可知，壓力雖然是誘發腸躁症症狀的原因，但是症狀的內容與嚴重程度卻是因人而異。

誰都有過承受壓力的經驗

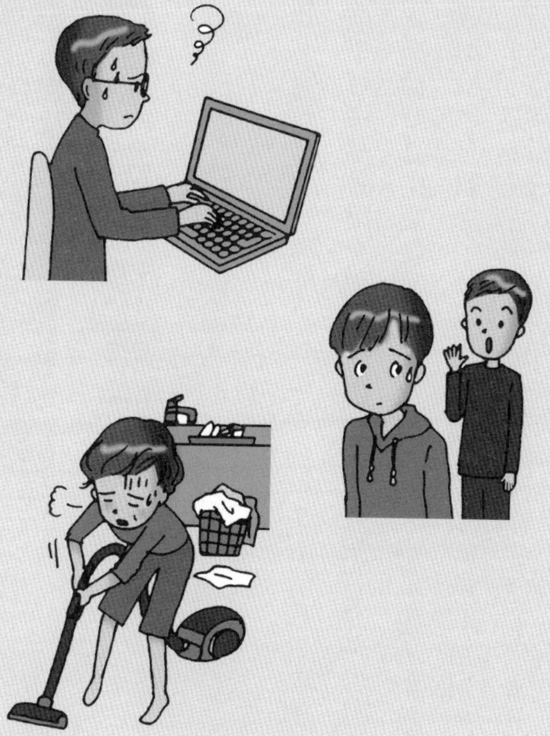

只要是人，就肯定承受過壓力。許多人以為「腸躁症只會在抗壓性不足的人身上發生」，但其實有可能只是因為當事人比較敏感，對於人際關係、工作或是生活想得比較多，所以絕對不是「抗壓性不足的人」才會罹患腸躁症。各位腸躁症的患者請樂觀地接受治療。

每個人對於壓力的感受都不同

感到壓力是「壞事」嗎？

雖然壓力與誘發腸躁症息息相關，但不管是在日本國內還是國外，**診斷腸躁症的標準都不包含壓力這一項**。診斷標準將在第二章的時候介紹，但是為什麼壓力未被列入診斷標準之中呢？答案是因為每個人對於壓力的感受都不一樣，而且與身處的狀況或環境也有關係，所以壓力無法作為診斷的指引，更何況每個人承受壓力的能力都不同。就算預期性焦慮是誘發腸躁症症狀的因素之一，即在上班、上學時搭乘電車覺得肚子痛，但也有些人隔天依舊能照常搭乘電車上班或上學。

有些人的確對會壓力比較敏感，但我們其實無法確定是哪些人更容易感受到壓力，且會在怎樣的程度下因為壓力而誘發腸躁症。雖然有些人認為只有「容易緊張、想太多的人才拉肚子」，但這種意見實在太過武斷；會這樣主張的人，如果有一天「承受了自己難以承受的壓力」時，一樣有可能罹患腸躁症。

腸躁症的正式名稱為「大腸激躁症」。一聽到「激躁」兩字，往往會讓人聯想到「情緒化」或「脆弱」，但說得更正確一點其實是**個性較為纖細**。比方說，對工作太有責任感、對人際關係較為敏感等等，但這些都不是壞事，還請腸躁症患者不要顧慮，積極接受治療。

每個人對於壓力的感受都不同

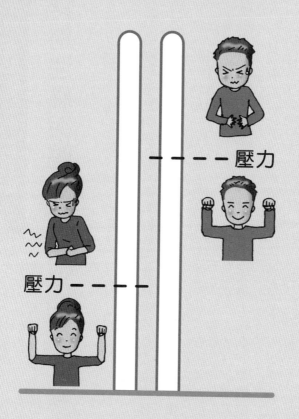

每個人對於壓力的感受都不同，抗壓力也不一樣，不是每個人對於同一件事都會覺得有壓力。腸躁症患者有可能是特別敏感、視野特別寬廣的人，所以千萬不要覺得「自己怎麼那麼沒用」，而是要聽從醫師的指示，積極接受治療。

「排除性診斷」的重要性

要特別注意與腸躁症相似的重大疾病

我們已經知道，腸躁症會因來自心理或社會的壓力而誘發，但是排便異常、腹痛、腹部不適這類症狀可不是只有腸躁症才會出現。如果這類症狀遲遲沒有好轉的現象，就必須懷疑是不是與其他重大疾病有關。

為此，醫師若在問診時，發現有可能與重大疾病有關的話，就可能會進行內視鏡檢查，看看腸道有沒有發炎或是其他器質性異常，才能確認這些症狀是不是來自腸躁症。簡單來說，就是先排除重大疾病再行診斷的意思。這種將潛在危機逐一排除再做出診斷的方法，稱為「**排除性診斷**」。

如果沒去醫院請醫師進行診斷，就無法進行排除性診斷。所以不要有「說不定是腸躁症，但為了拉肚子或便祕去看醫生很丟臉，忍耐一下就好了」這種想法。如果一直有排便異常、腹痛、腹部不適的症狀，還是建議大家要去醫院接受治療。

從42頁開始會介紹症狀與腸躁症相似，卻必須優先排除的疾病。在此仍必須請大家不要自己當醫生，如果有類似的情況，還是要去醫院接受醫生的診斷。

透過排除性診斷確定是腸躁症

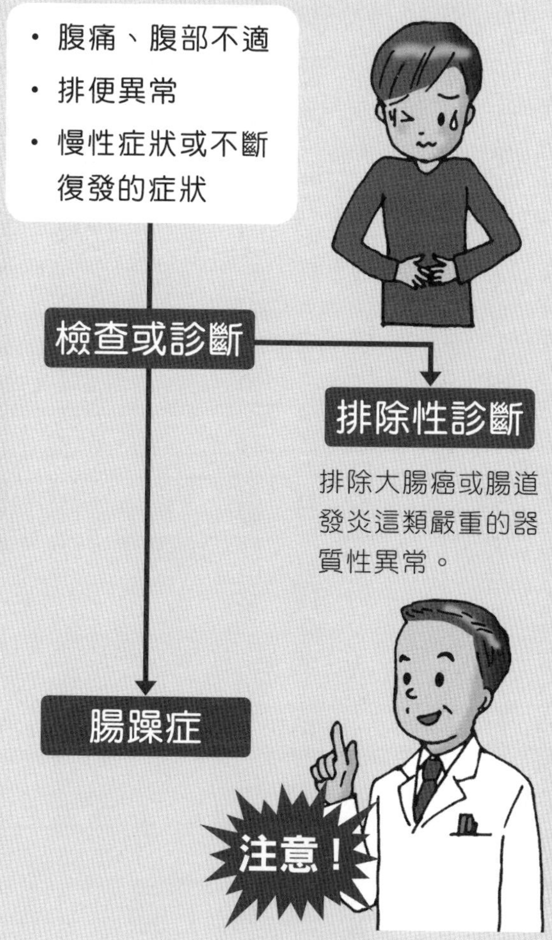

請不要自己判斷病情。在不知道是不是腸躁症之前，如果有慢性的排便異常或腹痛，請盡快去醫院接受專科醫師治療。

潰瘍性大腸炎

潰瘍性大腸炎是大腸內側的黏膜發生慢性發炎，出現潰瘍或是潰爛的疾病，屬於ＩＢＤ（發炎性腸道疾病）之一。雖然目前病因不明，但一般認為與遺傳有關，或是因為特定的細菌、病毒或環境導致免疫反應失控，大腸的黏膜才會因此發炎。

就年齡層來看，潰瘍性大腸炎好發於二十至三十幾歲的年輕族群，但偶爾也會在小孩或是五十歲以上的人身上發現。此外，有些ＩＢＤ患者的親人同樣有ＩＢＤ的症狀，所以家族病史也是重要的診斷要素之一。最常見的症狀為拉肚子、血便、腹痛、排便頻繁、排便排不乾淨等，當症狀越來越嚴重，體重就會變輕，出血也會變多，甚至因此會出現貧血的症狀。

潰瘍性大腸炎是病因不明又難根治的疾病，一旦病入膏肓，就有可能得動手術，所以也被**日本的厚生勞動省認定為難病（難以治療的疾病）**之一。

潰瘍性大腸炎的主要症狀

發燒

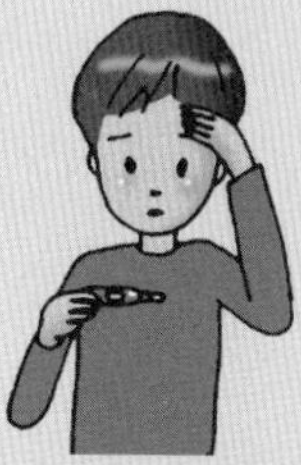

血便或拉肚子

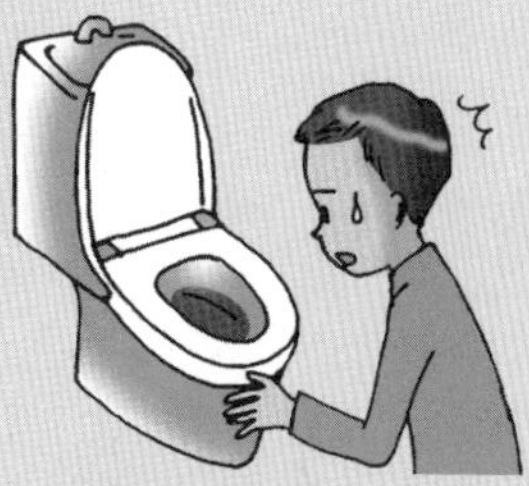

腹痛、腹部不適

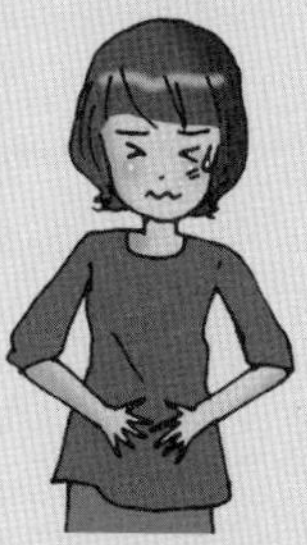

排便排不乾淨

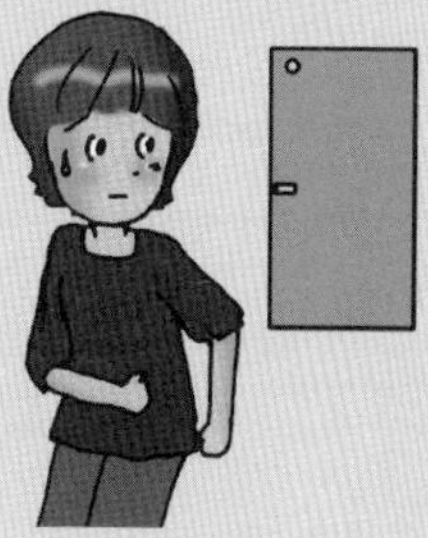

體重下降

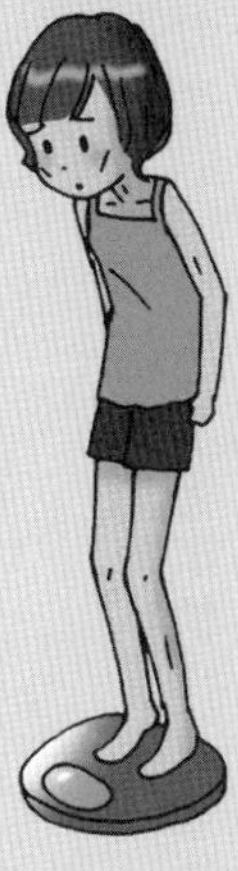

潰瘍性大腸炎與腸躁症一樣，都有腹痛或拉肚子這類症狀，但是也有血便、體重下降、排便排不乾淨這類腸躁症沒有的症狀。尤其血便更是具有代表性的症狀。順帶一提，剛剛提到的這些症狀與接下來說明的克隆氏症幾乎相同。

克隆氏病

克隆氏病與潰瘍性大腸炎一樣，都是會造成組織發炎的疾病，但是潰瘍性大腸炎是大腸發炎，克隆氏病則是消化道發炎，也就是在口腔到肛門這段發炎。雖然目前還不知道克隆氏病的病因，但一般認為，克隆氏病與環境因子、細菌、病毒感染、遺傳有關，因為這些因素會讓身體的免疫反應失控，導致消化道的黏膜被攻擊。**克隆氏病在日本同樣被認定為難以治療的疾病**。

雖然克隆氏病會讓整個消化道發炎，但最常見的還是小腸或大腸發炎，此時就會出現下痢、腹痛或腹部不適等症狀。此外，也會導致體重下降、腸阻塞或腸道狹窄（腸道變窄）這類症狀。進一步還會出現與盲腸炎類似的症狀或關節炎、皮膚紅疹，更嚴重的還會出現肝衰竭等症狀，總之症狀五花八門。

由此可知，症狀會隨著發炎的部位不同而改變，但是當小腸或大腸發炎時，會出現與腸躁症類似的症狀，所以到醫院接受診斷才如此重要。

克隆氏病除了會出現消化道發炎的症狀，還會出現各種病變

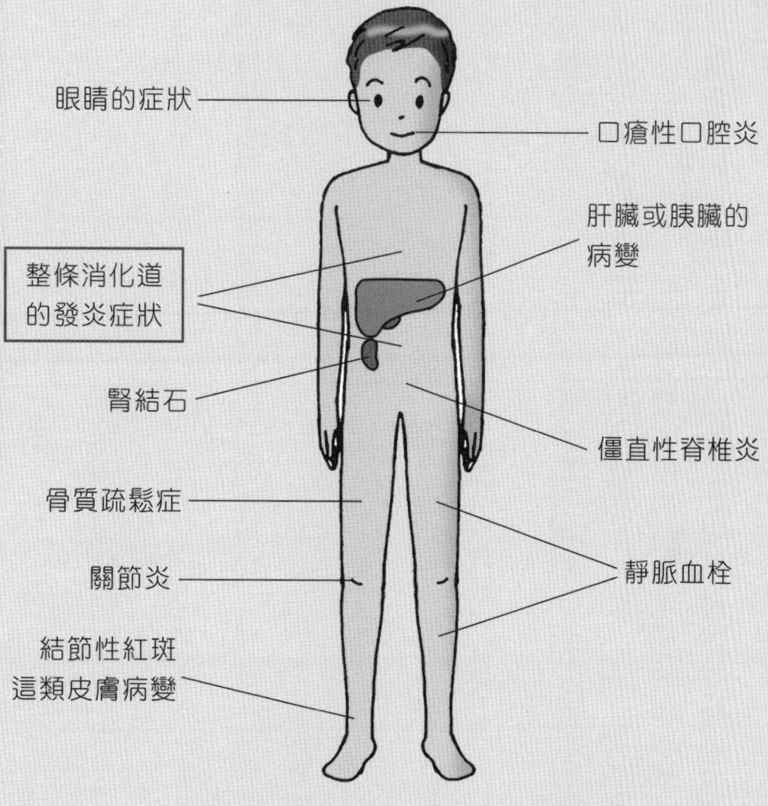

克隆氏病的初期症狀為腹痛或下痢，看起來與腸躁症十分相似，但從上方的插圖可以發現，克隆氏病還有其他各種病變。腸道發炎會讓腸道變窄或穿洞，也有可能讓腸子彼此沾黏，形成所謂的瘻孔，這些都是非常危險的狀態。

大腸癌

直腸、肛門以及大腸其他部分的癌症稱為大腸癌。這類在大腸黏膜慢慢擴大的癌細胞會從黏膜入侵大腸內壁，再往外擴張，最終透過淋巴或血液轉移至身體的每個角落。

大腸癌初期不會有什麼明顯的症狀，但之後便會出現血便，或是因為大腸內部出血，導致糞便變成暗紅色的情況，而這類症狀也會造成貧血。

此外，腫瘤會讓大腸變窄，所以糞便會跟著變細，使排便變得不順暢，也就是所謂的便祕，有時也會因此拉肚子。拉肚子是因為排便不順，導致糞便的含水量增加才出現的症狀。由此可知，大腸癌會同時出現拉肚子與便祕的症狀，所以**很容易被誤認為是混合型腸躁症**。除了上述的症狀之外，還會出現體重下降與腹痛、脹氣這類腹部不適症狀。

據資料統計，每十萬人約有一百人會罹患大腸癌，而且患者人數在五十歲之後的年齡層急速增加。在各種大腸的疾病之中，大腸癌屬於攸關性命的重病，也是在診斷腸躁症的時候，最需要注意的疾病。

大腸癌的主要症狀

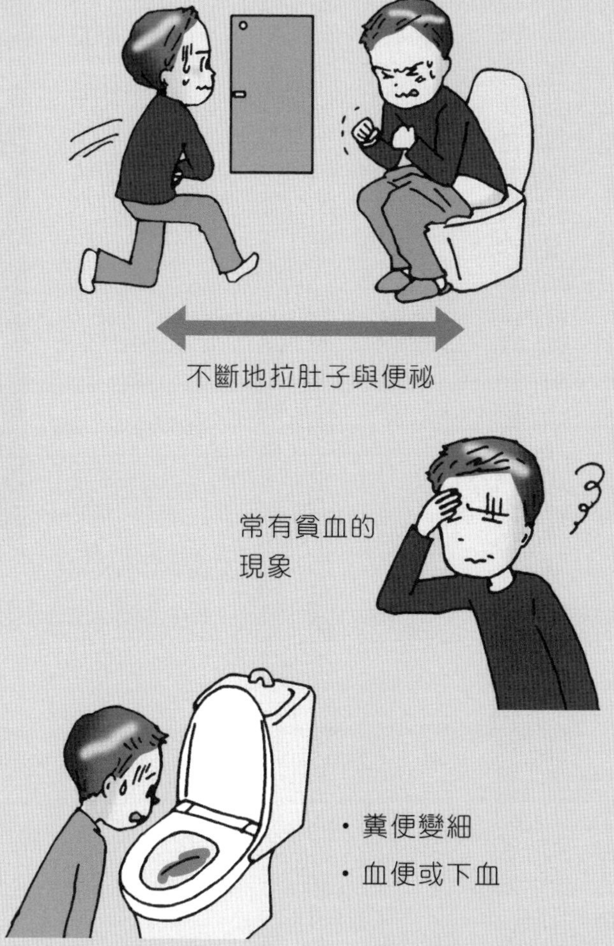

大腸癌與潰瘍性大腸炎一樣，都有發燒或體重下降的症狀。貧血是因為下血或血便，身體流失血液所引起。

傳染性腸炎

在秋初至春初之際肆虐的**諾羅病毒**、**腸出血性大腸桿菌O-157**、**沙門氏桿菌**、**金黃色葡萄球菌**這類病毒或細菌引起的下痢，都屬於傳染性腸炎的一種。主要的症狀為嘔吐、腹痛、下痢、發燒，其中腸道出血性大腸桿菌感染症或是沙門氏桿菌腸胃炎，也都會出現血便的症狀。

傳染性腸炎通常採用對症治療的方式治療，但是下痢會造成脫水，身體會失去所需的礦物質與鹽分，因此會以點滴方式補充這類物質。此外，腹瀉治療藥物會讓細菌製造出的毒素留在腸道之中，所以通常不會使用這類藥物治療。第二章將會介紹，**只有當排便異常持續了2～3個月才會診斷為腸躁症**。傳染性腸炎造成的下痢或嘔吐通常來得又急又快，所以很容易分辨是不是因為病毒或細菌感染所造成，而且患者通常會立刻去醫院接受治療，所以不會與腸躁症混為一談。

造成傳染性腸炎的主要病原體

病原體	種類	主要症狀
沙門氏桿菌	細菌	腹痛、想吐、下痢、發燒
腸炎弧菌	細菌	腹痛、下痢、嘔吐、發燒
志賀氏桿菌	細菌	腹痛、下痢、血便、全身倦怠、發燒、裡急後重
O-157	細菌	腹痛、下痢、血便、發燒、尿毒症
諾羅病毒	病毒	腹痛、下痢、嘔吐、小孩或高齡者會出現明顯的脫水症狀
輪狀病毒	病毒	腹痛、下痢、嘔吐、脫水症狀
阿米巴原蟲	寄生蟲	下腹疼痛、下痢、黏血便、肝臟腫大
糞小桿線蟲	寄生蟲	腹痛、下痢、食慾不振、想吐、肺炎症狀

病毒型的傳染性腸炎無法使用抗生素治療。基本上只能靜養，等待自然痊癒。如果是細菌型的傳染性腸炎，則可利用抗生素治療，但不管是哪種傳染性腸炎，幾乎都是等待自然痊癒，所以通常不會使用抗生素治療。重點在於不會使用止瀉劑治療，因為這會讓病原體無法排出體外，反而繼續在體內製造病毒。

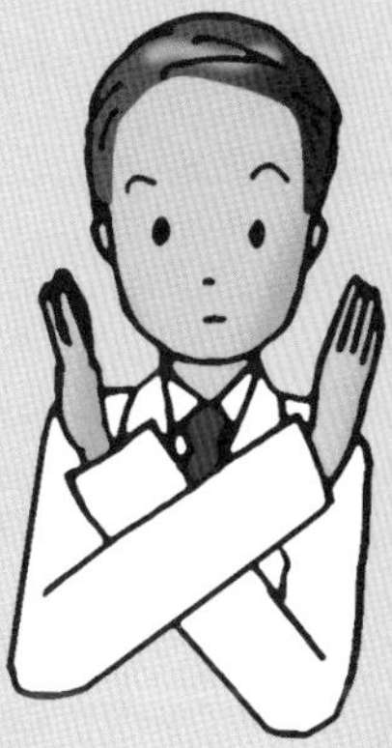

column

其他的器質性異常

第一章提到了一些不能與腸躁症混為一談的器質性異常，例如潰瘍性大腸炎、克隆氏病、大腸癌以及傳染性腸炎，但其實還有一些器質性異常會出現排便異常或是腹部不適的症狀。

比方說，甲狀腺亢進是負責分泌荷爾蒙，讓身體正常運作的甲狀腺異常之症狀。當甲狀腺亢進，腸道的運動就會變得太激烈，而出現下痢症狀，或是覺得疲勞、心悸，盜汗；所以如果除了拉肚子之外，還出現上述的症狀，就有可能是甲狀腺亢進。

包覆在腹部內臟外層的薄膜稱為腹膜，而腹膜的癌症就稱為腹膜癌。腹膜癌的症狀與腸躁症一樣，都是腹痛、腹部脹氣與下痢這類排便異常的症狀，但是比起其他的癌症，每年新增的腹膜癌患者大概是每十萬人低於六人的機率。另一方面，女性才有的子宮肌瘤或是卵巢囊腫也是在診斷腸躁症之際，需要透過排除性診斷排除的疾病。這類疾病也一樣會有腹部脹氣的症狀。

除了上述的疾病或異常之外，胰臟炎、腸阻塞或是其他的器質性異常，也都是在診斷腸躁症之際，必須透過排除性診斷排除的疾病之一。

2

檢查、診斷、治療

初診的煩惱①

到底該掛哪一科的號？

一般來說，如果覺得肚子怪怪的，會掛內科、消化內科、腸胃科的號，但與壓力有關的腸躁症，則要掛身心科或是精神科的號。

不過就現況而言，專門診治腸躁症的醫師還不多，如果沒有專科醫師的話，有可能無法在初診的時候，就正確診斷出腸躁症，有時候也會因此無法進行有效的治療。二〇〇九年的問卷結果（雖然這份資料有點舊）指出，約有四成的醫師對腸躁症的排除性診斷沒有信心。如今，雖然醫師們已經對腸躁症有了更多的了解，但基本上，腸躁症還是屬於較難以診斷的疾病。

在治療方法部分，身心科與精神科主要是針對壓力作治療，所以排除性診斷往往做得不夠徹底，反之，對腸躁症不太了解的消化科醫師，則無法針對患者的壓力進行治療。

不過，大腸癌或是其他嚴重的器質性異常畢竟是非常可怕的疾病，所以一開始最好還是先去消化內科或是腸胃科，徹底接受排除性診斷。

有哪些科別能夠治療腸躁症呢？

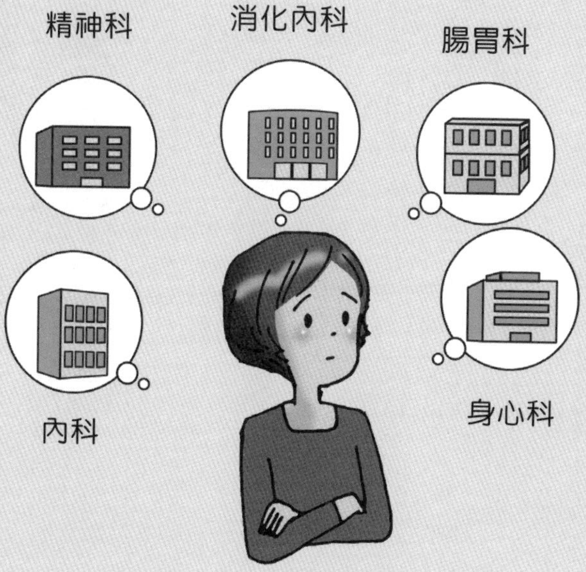

由於腸躁症與壓力有關，所以可前往提供心理諮商的精神科或是解決身心障礙的身心科接受治療。不過，一開始很難確定是否為腸躁症，需要排除器質性異常的疑慮，所以建議初診可去腸胃科或是消化內科接受治療。

初診的煩惱②

避免「四處求醫」

腸躁症的病因不是器質性異常，而是壓力這種難以量化的因素，但消化內科或腸胃科的醫師不見得都了解腸躁症的症狀、診斷方式與治療方式。

所以有些患者才會因為一直治不好，而在不同的醫院間接受多位醫師治療。這種情況就稱為「四處求醫」（doctor shopping），不過長此以來，無法在同一間醫院得到有效的治療，病情也會越拖越久。

患者之所以會四處求醫，有可能是覺得沒有得到想要的治療效果，或是得了其實本來就很難正確診斷的疾病；而腸躁症通常是後者，所以腸躁症患者可請熟識的醫師介紹腸躁症的專科醫師，或是透過具有公信力的網站尋找專科醫師。

可請醫師幫忙介紹腸躁症的專科醫師
或是透過具有公信力的資訊來源尋找醫師

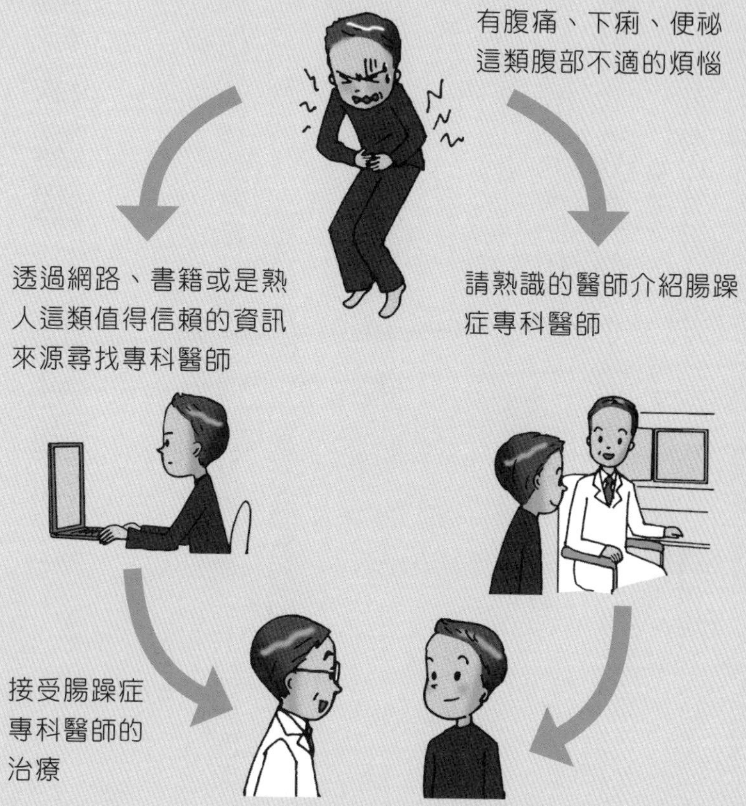
有腹痛、下痢、便祕
這類腹部不適的煩惱
透過網路、書籍或是熟
人這類值得信賴的資訊
來源尋找專科醫師
請熟識的醫師介紹腸躁
症專科醫師
接受腸躁症
專科醫師的
治療

如果打算自行尋找專科醫師，建議在公家機關或是其他具有公信力的資訊來源中尋找。有些人不太好意思請熟識的醫師轉介，但其實每一位醫師都希望患者能夠早日康復，所以不需要太過顧慮。

診斷基準①

腸躁症診斷基準「羅馬準則」

腸躁症有所謂的國際診斷基準。由全世界的研究者共同組成的「羅馬準則委員會」於二〇一六年制定的「羅馬準則IV」，就是腸躁症的國際診斷基準。這項診斷基準的內容如下：

在下列的項目之中，符合一項或兩項以上，而且在最近三個月之內都伴隨著腹痛的情況，每週至少出現一次。

①與排便有關。

②與排便的頻率產生變化有關。

③與糞便的形狀（外觀）的變化有關。

換句話說，「可回顧過去三個月之內，是否一週出現一次以上的腹痛症狀，當時的排便是否正常，排便的頻率是否改變，以及糞便的形狀是否有什麼不同，如果符合上述情況，就可認斷為腸躁症」。過去的國際診斷基準為二〇〇六年制定的「羅馬準則III」，現在則是「羅馬準則IV」。

要注意的是，這個羅馬準則基準完全沒有提到壓力，因為壓力很難量化，所以無法被當成指標使用。

現行診斷基準羅馬準則 IV 與前一版羅馬準則 III 的差異

羅馬準則 IV

在下列的項目之中，符合 1 項或 2 項以上，而且在最近三個月之內都伴隨著腹痛的情況，每週至少出現一次。

①與排便有關
②與排便的頻率產生變化有關
③與糞便的形狀（外觀）的變化有關

羅馬準則 III

在過去三個月之中，每個月有連續三天以上不斷感到腹痛或是腹部不適，而且符合下列項目之中的 2 項以上。

①排便之後，症狀緩解
②症狀出現後，排便的頻率產生變化
③症狀出現後，糞便的形狀（外觀）產生變化

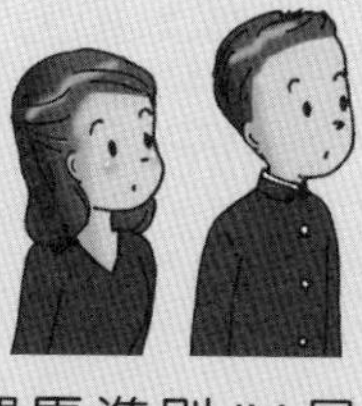

在六個月之前發現症狀，以及在最近的三個月之內符合上述的診斷基準，才能診斷為腸躁症。

羅馬準則 IV 是於 2016 年制定的新基準。底線的部分是羅馬準則 IV 與羅馬準則 III 的差異之處。雖然兩者另有一些小差異，但基本上沒什麼大變動。

診斷基準②

日本的醫療現場都如何診斷腸躁症呢？

先前提到的羅馬準則是作為診斷的國際基準，所以也特別嚴格，但是醫療現場卻常常發生不一樣的情況。

例如之前的羅馬準則III將「腹痛與不適感」列入基準之中，但現在的羅馬準則IV卻排除了「腹部不適感」，只剩下腹痛（參考57頁的圖）。這是因為若將腹部不適列入診斷基準，一般的下痢、便祕或是肚子著涼這類時間拖得比較久的下痢都會被列入診斷基準之內；但是就現況而言，大部分的腸躁症患者都是因為「覺得肚子怪怪的」，出現了腹痛與腹部不適的症狀才到醫院求診。

目前的診斷基準為羅馬準則IV，但站在第一線的醫師還是多會根據過去的經驗診治，所以在日本，除了採用羅馬準則IV這項診斷基準外，同時還採用**「每個月出現兩次以上的重覆腹痛、腹部不適與排便異常（下痢或便祕）」**這個診斷基準。

從上述的診斷基準來看，「腹痛、腹部不適、排便異常的症狀在一個月之內出現數次或是連續三天出現，就可診斷為腸躁症」。

羅馬準則 IV 診斷基準與日本實質標準的腸躁症診斷基準

羅馬準則 IV

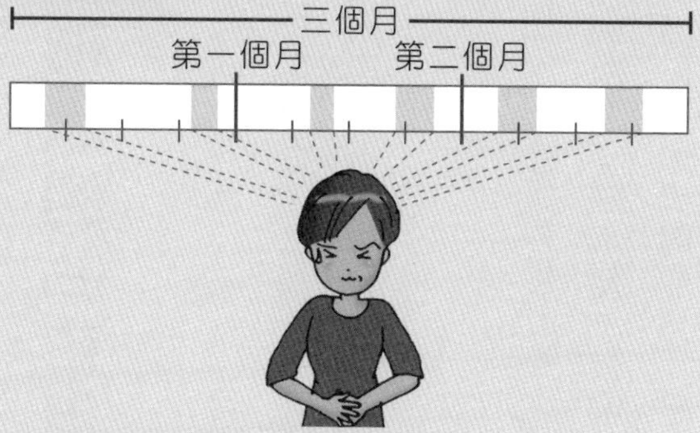
三個月
第一個月
第二個月

作為日本實質標準的診斷基準

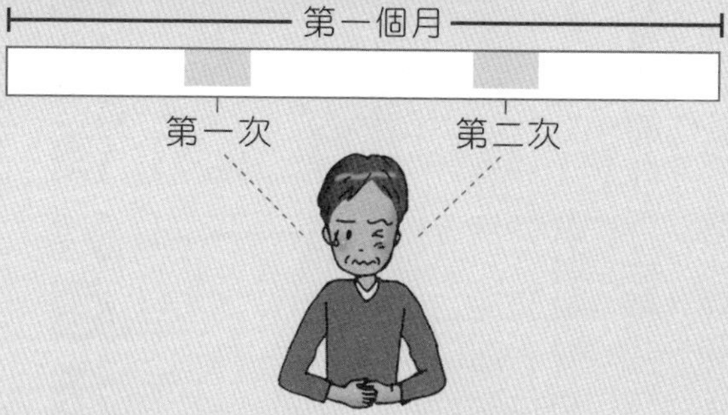
第一個月
第一次
第二次

上方只是示意圖，也不是所有醫師都採用實質基準。羅馬準則 IV 的規定是「每週至少 1 次以上」。不管是哪一種基準，都是以在一定期間之內，症狀沒有得到改善或是不斷復發作為診斷基準。

「排除性診斷」的重要性

判斷糞便形狀的「布里斯托糞便分類法」

在診斷排便是否異常時，糞便的形狀是重要的指標之一，但大部分的患者都無法準確地形容糞便的形狀，所以目前會使用**「布里斯托糞便分類法」**來判斷糞便的形狀。

布里斯托糞便分類法將糞便分成七種類型，主要是從一顆顆硬得不得了的兔子糞便的類型1分類到類型7的水便，數字越小代表糞便的含水量越低，數字越大代表糞便的含水量越高。正中央的類型4是健康的人的糞便形狀，而類型3與類型5也都還在正常範圍。類型1與類型2是便祕時的糞便，類型6與類型7是拉肚子時的糞便。布里斯托糞便分類法也把糞便的形狀畫了出來，患者可正確地形容自己的糞便形狀，醫師也能從布里斯托糞便分類法的糞便類型，立刻了解患者的症狀是拉肚子還是便祕。

布里斯托糞便分類法

種類		
1	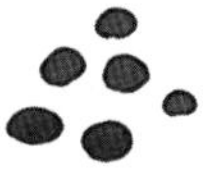	一顆顆像兔子糞便或樹果的形狀。會出現排便困難的症狀。
2	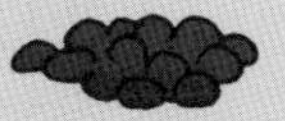	形狀像香腸的堅硬糞便。
3		表面有些裂縫的香腸狀糞便。
4	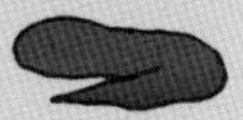	表面平滑、柔軟，排便順暢的香腸狀糞便。或是像蛇一般蜷曲的糞便。
5	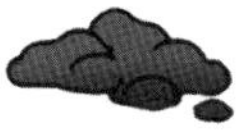	柔軟、半固態、排便順暢的糞便。
6	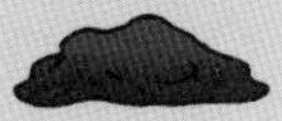	看不出邊緣，形狀不固定的泥狀糞便。
7	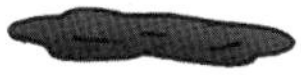	沒有任何固體的液態糞便。

第一步要先排除器質性異常

一開始醫師會先詢問排便次數有沒有增減，覺得肚子哪邊會痛或是不舒服，確認排便是否正常，以及糞便的形狀。這些都是在診斷腸躁症之際會問的問題。在判斷有可能是腸躁症之後，醫師會進行排除性診斷，確定無器質性異常，也就是確認患者身上是否出現一些器質性異常的**警訊或徵兆**，以及造成器質性異常的**危險因子**。這些警訊、徵兆或是危險因子都是患者的身體正在求救的訊號，所以又被稱為**危險警報**（alarm sign）。除此之外，醫師還會抽血，進行一般檢查（**臨床檢查**）。

在還不確定是腸躁症之前，若從上述的「警訊、徵兆」、「危險因子」與「一般檢查」的結果，發現有可能是器質性疾病時，通常會進行大腸內視鏡檢查或是X光造影檢查，直接以肉眼確認是否有器質性異常。在進行X光造影檢查時，會向大腸注入顯影劑，透過X光片確認食糜經過大腸的情況與黏膜的狀態，以及確認有無發炎的部分或腫瘤。

腸躁症診斷的粗略流程

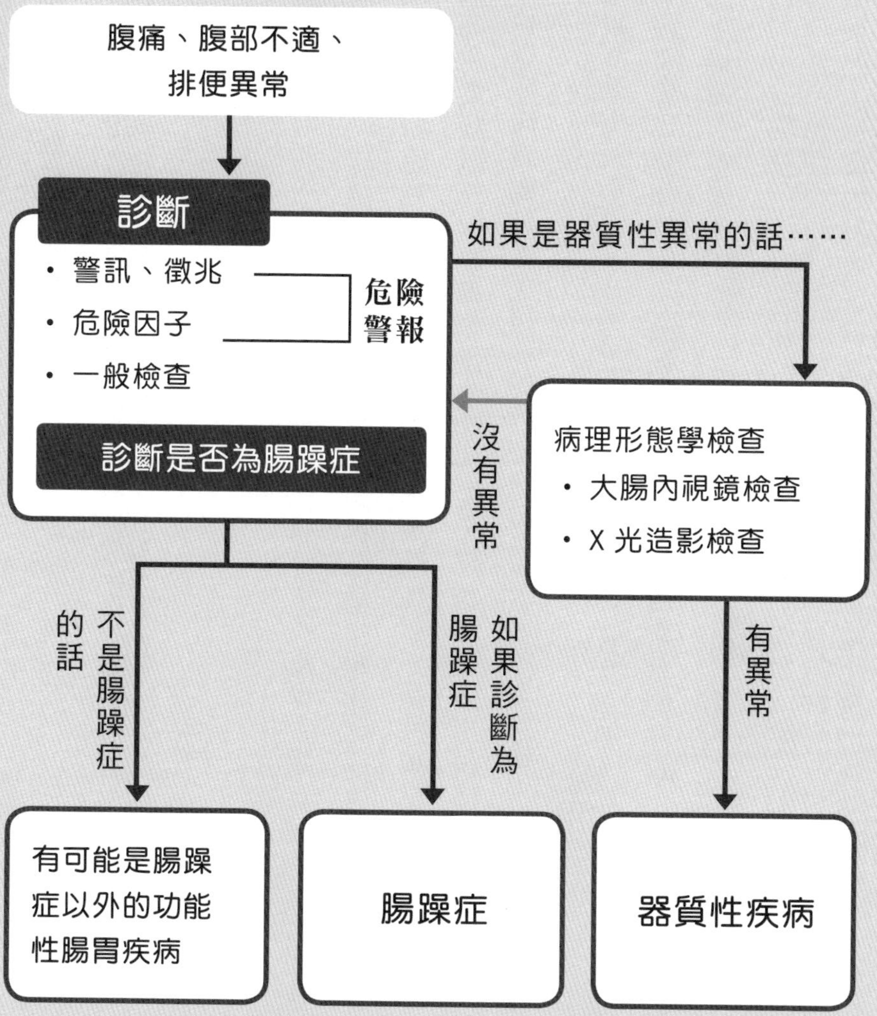

這張圖說明了大致的診斷流程。一開始通常會同時進行器質性疾病與腸躁症的診斷，但是會以器質性疾病的排除性診斷為優先。

辨識非腸躁症的疾病①

會出現哪些前期症狀或徵兆呢？

最常見的前期症狀或徵兆就是發燒或體重突然減少，比方說，莫名其妙在六個月之內減少三公斤就是徵兆之一。此外，排便之後，糞便表面有血液附著，或是混有血液、質感黏黏的黏血便，也都是不容忽視的症狀。這些前期症狀或徵兆都是器質性疾病的主要症狀，有時還會出現關節痛、皮疹（皮膚出現疹子）的症狀。為了確認是不是克隆氏病或貝雪氏病（Behзet's disease），還會檢查口腔是否出現潰瘍。

有時候也會進行觸診，看看患者的身體有沒有任何異常。比方說，會壓一壓腹部，看看有沒有腫瘤這類異物，或是有沒有像波浪般跳動的感覺，或是會直接將手指伸進直腸，確認有沒有腫瘤。

此外，也會確認在睡覺的時候，會不會出現任何症狀。如果是器質性疾病，就算睡得很熟，也會因為發炎或是腫瘤而出現腹痛或下痢的症狀，讓人半夜醒來，跑去廁所上大號；但如果是與腸腦軸線有關的腸躁症，就不會在睡覺的時候出現症狀，因為大腦已經休息，無法感到壓力。

各種前期症狀與徵兆

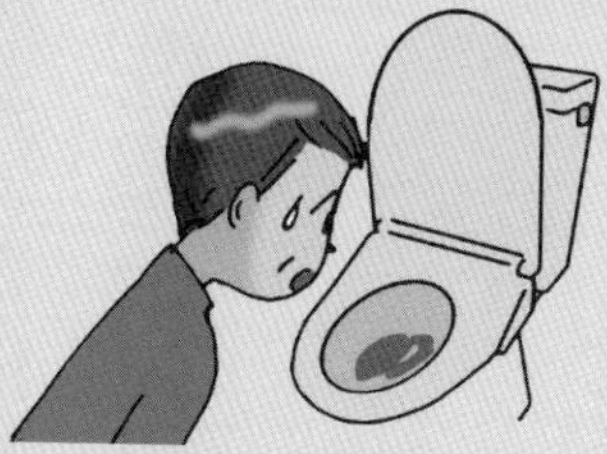

血便或黏血便

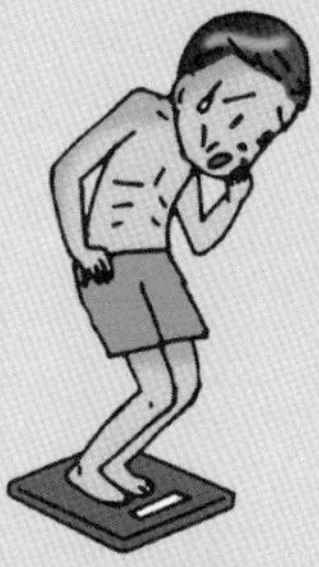

體重莫名減少

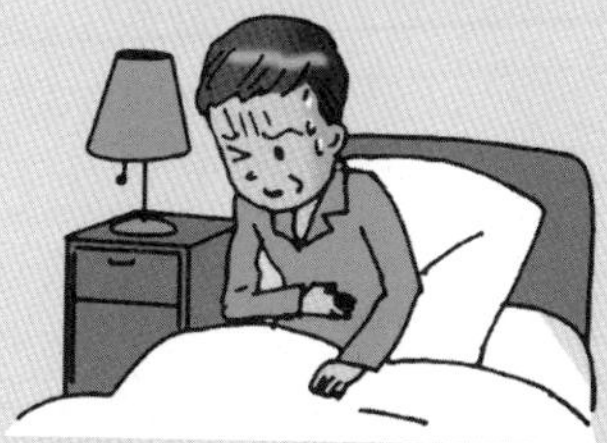

睡覺時，突然出現腹痛
或下痢的症狀

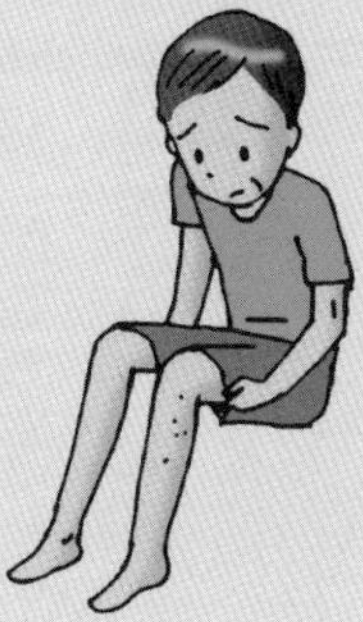

關節痛、皮疹
或是口腔潰爛

透過腹部的觸診發現異物感或是跳動感，或是透過直腸的指診發現異物。

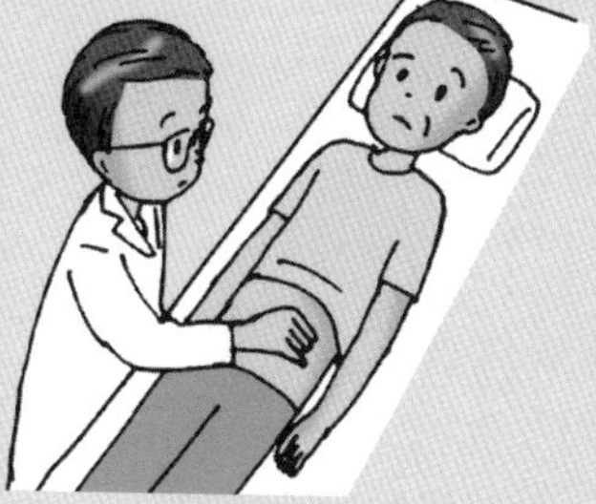

與器質性疾病有關的危險因子有哪些？

之所以要確認危險因子是為了找出罹患潰瘍性大腸炎、克隆氏病、大腸癌這類器質性疾病的條件。主要的危險因子如下：

- **年齡是否超過五十歲：**統計調查指出，在五十歲之後，罹患大腸癌的機率會逐年升高，所以患者的年齡是否超過五十歲是重要的危險因子之一。
- **患者的病史：**醫師會詢問患者是否罹患過器質性疾病。如果曾經罹患過，就有可能復發。
- **近親的病史：**家人是否曾經罹患癌症或是其他的器質性疾病。由於潰瘍性大腸炎、克隆氏病與大腸癌都與遺傳有關，所以家族病史也是危險因子之一。

醫院通常會先透過問診或觸診來確定前期症狀、徵兆或是危險因子，還請大家先記住這點哦。

與器質性疾病有關的主要危險因子

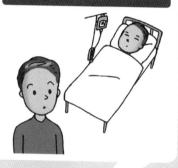

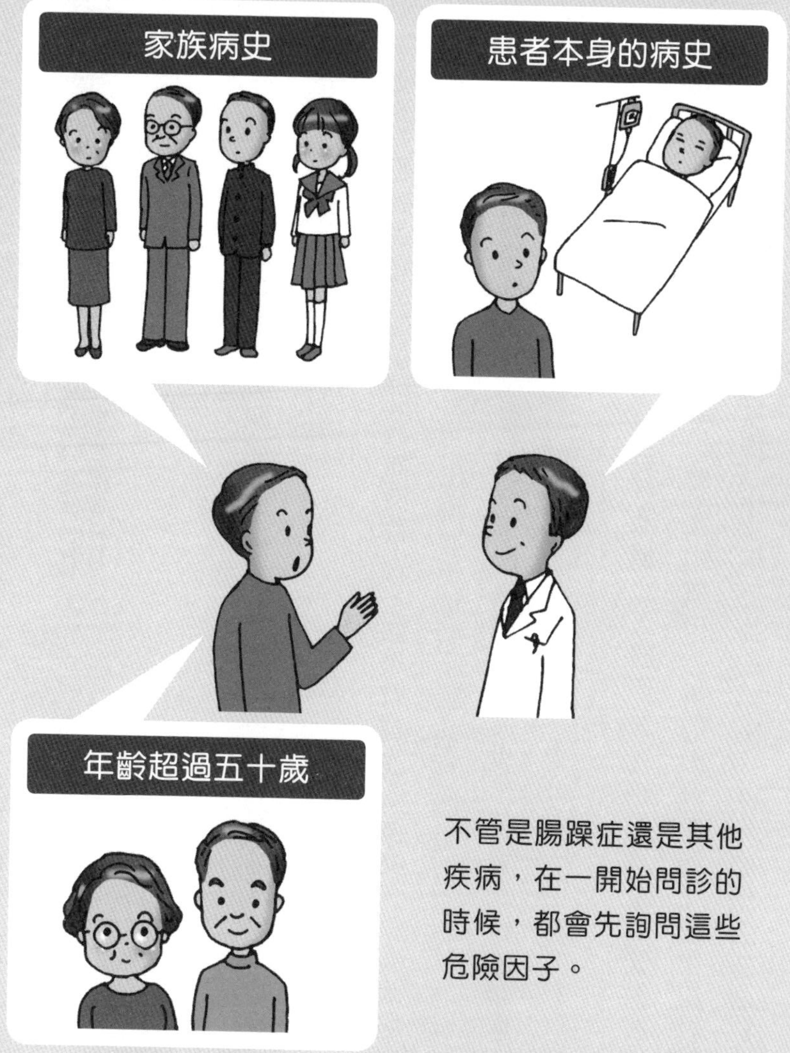

不管是腸躁症還是其他疾病，在一開始問診的時候，都會先詢問這些危險因子。

腸躁症的各類檢查

一般檢查都包含哪些項目呢？

如果在接受檢查之後，發現了前期症狀、徵兆、危險因子，或是需要先排除潛在的器質性疾病時，通常會先進行一般檢查（臨床檢查）。

進行腸躁症的一般檢查時，會先進行血液檢查。如果有貧血的徵兆，就有大腸出血的風險；血液檢查也可以用來確定是否出現發炎反應，得知身體是否發炎。此外，若發現白血球因為身體發炎而增加，紅血球卻因為出血而減少，就會進行**末梢血球數檢查**，確認身體是否發炎或是出血。

除了血液檢查之外，一般檢查還包含尿液檢查、腹部X光檢查以及**糞便潛血檢查**。糞便潛血檢查可檢查糞便之中是否混有肉眼難以分辨的微量血液。如果患者之前罹患過消化道的感染病，或是有傳染性下痢與腹痛的風險，就可進行細菌培養鑑定檢查。

假設在接受上述的檢查之後，有糞便潛血反應，或是發炎反應，就會進行大腸內視鏡檢查或是在大腸注入顯影劑，進行X光造影檢查，以排除器質性疾病的可能性。

腸躁症診斷的主要檢查與作為排除性診斷重點的疾病

①	腹部X光檢查		➡腸阻塞
②	血液檢查	貧血（血紅素數值）	➡貧血
		發炎反應（白血球數量）	➡腹膜炎、潰瘍性大腸炎
		胰臟的酵素（血中澱粉酶）	➡胰臟炎
		甲狀腺功能（與甲狀腺有關的荷爾蒙）	➡甲狀腺亢進
③	尿液檢查（尿澱粉酶）		➡膀胱炎、胰臟炎
④	糞便潛血檢查（兩次。若呈陽性會進行大腸內視鏡檢查）		➡大腸癌
⑤	糞便細菌培養採檢		➡細菌性腸胃炎

作為腸躁症排除性診斷的重點疾病為潰瘍性大腸炎、克隆氏病以及其他疾病。可透過各種檢查找出身體的異常，再確定疾病。

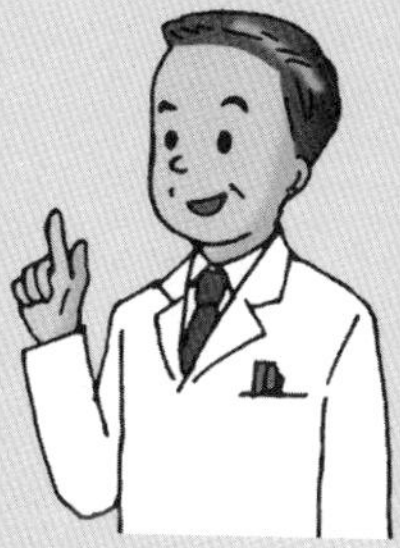

總共有藥物治療、行為治療、飲食治療與簡易精神療法這四種治療方式

透過問診與檢查排除器質性疾病，而確定為腸躁症之後，醫師會先說明病情，再進行下列四種治療。

能快速減輕或消除腸躁症症狀的治療方式為**藥物治療**。醫師會先確定是下痢型腸躁症還是便祕型腸躁症，以及腹痛激不激烈再對症下藥。除了針對症狀之外，還會根據患者的性別、年齡或體質來開藥。近年來，日本都是利用「Ramosetron Hydrochloride」*治療下痢型腸躁症。

此外，醫師也會建議患者**改善生活習慣**，例如請患者多散步，調節腸道運動，或是調整為規律的生活；不然就是建議患者盡可能不要攝取太刺激的食物，透過**飲**

* 台灣未核准用於治療腸躁症

食療法治療腸躁症。由於腸躁症與壓力息息相關，所以有時也會與患者聊聊天，減輕患者的壓力，藉此治療腸躁症，而這種治療也算是較為**簡易的精神療法**。

治療腸躁症的方法

改善生活習慣

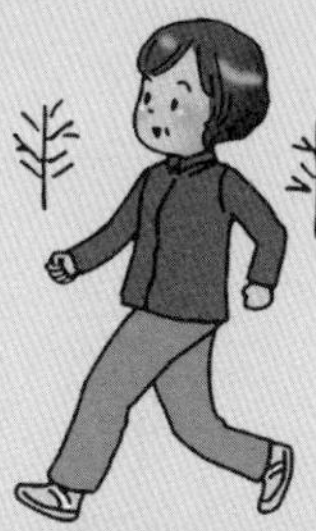

飲食療法

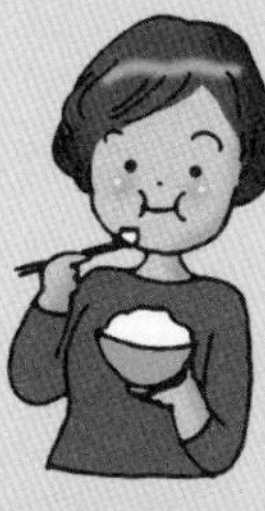

簡易精神療法

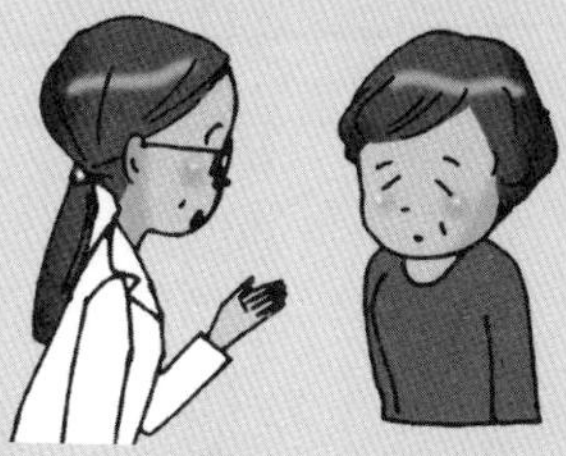

藥物治療

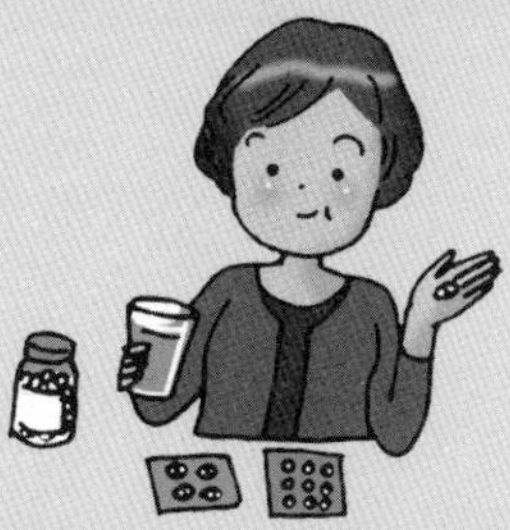

由於腸躁症的主因是壓力，而且常常會出現下痢、便祕、腹痛這類與大腸有關的症狀，所以除了透過藥物治療，還可以試著調整平日的飲食習慣或是生活習慣，以有效減輕上述的症狀。至於簡易的精神療法就是醫師傾聽患者的想法，與患者建立互信關係，但有時亦會請精神科醫師或是心理諮商師一起治療。

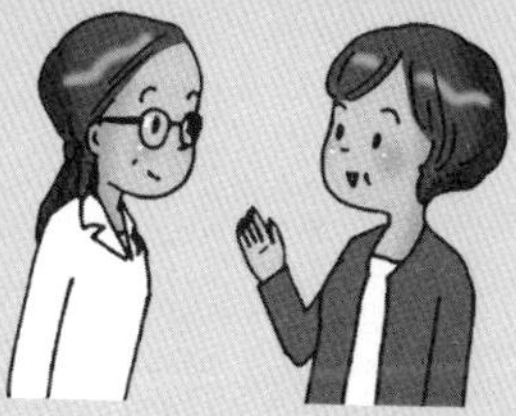

基本上，會進行這些具體的治療

前述的治療方式充其量只是一般論，不可能所有的醫院都如此治療，但是具體的治療過程大概與示意圖的內容差不多。醫師在確定為腸躁症，也了解患者的狀態之後，會根據症狀判斷是下痢型、便祕型還是混合型（或是無法分類的類型）。由於患者會一直出現腹痛、腹部下痢、便祕這類症狀，所以醫師會先找出最應該先治療的症狀（強勢症狀）。大部分的患者都會出現腹痛，所以在治療腸躁症的時候，通常會**優先治療腹痛**。

確定腸躁症的類型以及強勢症狀之後，就會針對下痢型、便祕型、混合型或是腹痛這類症狀開藥。不管是什麼症狀，都會請患者改善飲食或是生活習慣。開始治療之後，會於第1週、第4週、第8週觀察病情，如果漸漸好轉則沿用相同的治療方式。如果不見任何改善或反而惡化，就會換成其他的藥物或是變更治療方式。

治療腸躁症的主要流程

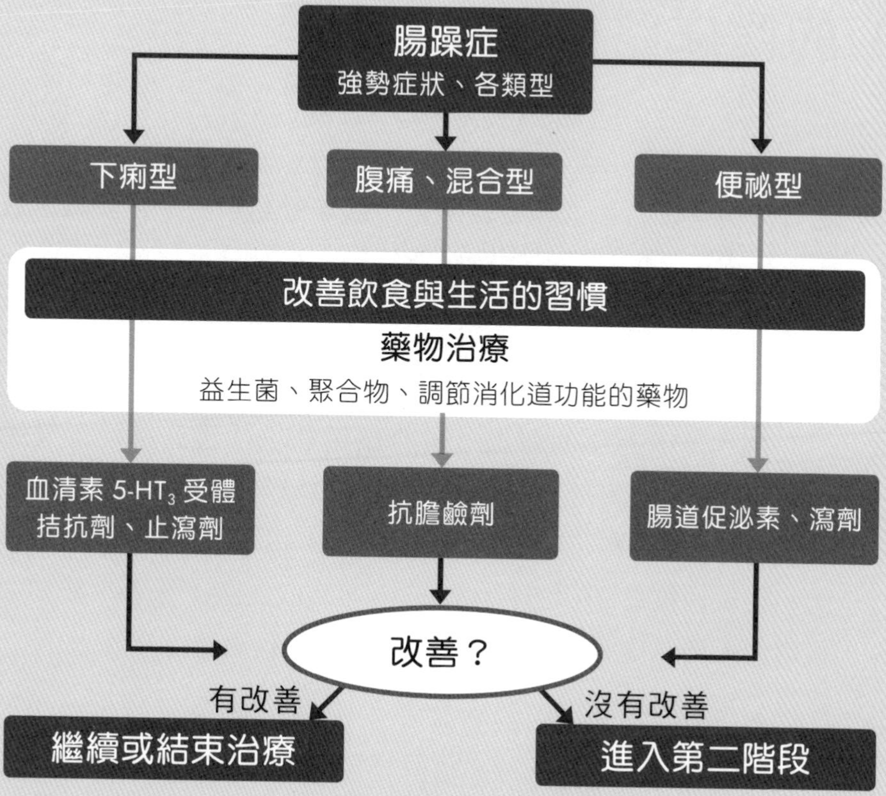

（根據日本消化器病學會 2014 年診療指南繪製）

上述的示意圖為大致的流程。在判斷腸躁症的類型與腹痛這類症狀之後，會先請患者改善飲食與生活的習慣。不管是哪種類型的腸躁症，通常會使用益生菌、聚合體這類藥物，有時候也會根據類型或是症狀對症下藥。在此列出的藥物可參照第 3 章的說明。如果病情未見改善，就會調整治療方式或是用藥。

column

讓腸躁症的診斷與治療更有效果的臨床路徑

許多醫師都是根據過去的經驗診斷與治療腸躁症，但是，為了讓所有患者都能得到更優質的醫療服務，除了尊重每位醫師的自主性之外，還必須讓醫療行為進行某種程度的標準化。讓可以標準化的部分標準化，就能維持診斷與治療的品質，讓醫療行為變得更合理，也能避免患者「四處求醫」。

為了達成上述的目標，醫療現場採用了臨床路徑這套系統。所謂的臨床路徑是指由一個團隊負責初診、檢查以及各種治療，為患者規劃自診斷到治療的流程。如此一來，就算不是專科醫師也能在初診的時候，做出適當的診斷；患者也能知道後續的治療計畫，患者與醫師之間的溝通也將更加暢通。

雖然腸躁症的專科醫師還不多，但只要採用臨床路徑這套系統來進行標準化的腸躁症排除性診斷，那麼就算不是專科醫師，也能在初診的時候做出正確的判斷。開始治療之後，消化內科的醫師也能根據症狀的病程請精神科或身心科的醫師，為患者提供精神方面的諮詢服務。

3

腸躁症的藥物療法

能有效抑制症狀的藥物療法

腸躁症治療方式之一的藥物療法，就是透過藥物抑制腸躁症症狀。大部分的腸躁症患者每天都為了下痢、腹痛、便祕、腹部不適等慢性症狀所苦；藥物療法即是借助藥物的力量減輕造成痛苦的症狀。

擔心在上班、上學的時候「突然想拉肚子或是肚子痛」，是腸躁症的病因之一，有時甚至會使腸躁症惡化。這種事情還沒發生就陷入不安的情況稱為**預期性焦慮**，所以當患者連續好幾天透過藥物抑制下痢、腹痛這類症狀，變得能夠放心地上班上學之後，這種預期性焦慮就會紓緩，也能放心地搭乘電車或是公車。像這樣一點一點找回應有的生活，一步步改善飲食與生活習慣，或是改變自己的想法，避免造成自己的壓力，腸躁症也就能恢復根治。

基本上，若以藥物治療腸躁症時，通常能在某段時間之內，讓症狀得到明顯的改善甚至是消失，所以這種藥物療法也相當受到重視。

藥物療法能在短時間之內使症狀得到明顯的改善

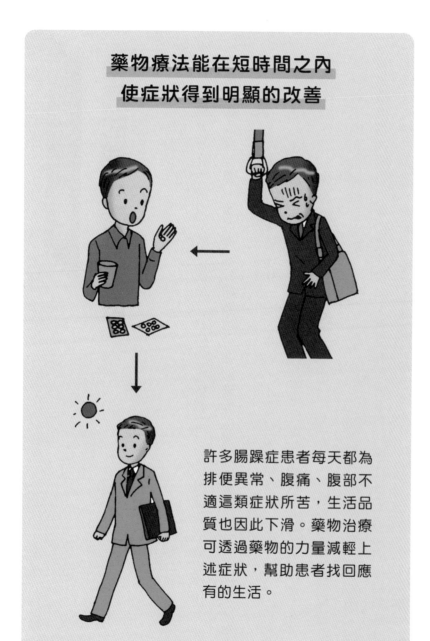

許多腸躁症患者每天都為排便異常、腹痛、腹部不適這類症狀所苦，生活品質也因此下滑。藥物治療可透過藥物的力量減輕上述症狀，幫助患者找回應有的生活。

藥局的成藥有其極限

電視上有許多治療下痢、便祕、腹痛的成藥廣告。一旦出現消化道的症狀，日常生活就會受到影響，所以大部分的人都會在這時候去購買成藥。

不過，大多數的人都是在肚子痛的時候，才會吃藥局銷售的成藥，而且一旦覺得藥效不佳，還有可能吃下超過規定的劑量；但這樣其實是很危險的事，為了避免發生過度副作用，**成藥的藥效通常比較緩和**。此外，一直吃藥也會讓藥效越來越不明顯，甚至有可能使症狀惡化，或是出現其他的不適症狀。例如，若罹患的是大腸癌或是潰瘍性大腸炎這類器質性疾病，就算利用成藥暫時壓住下痢或是腹痛這類症狀，也只是治標不治本，之後還是會出現相同的症狀，所以還是建議大家仍舊要去醫院接受診斷與治療。

醫師依照治療計畫開立的藥物通常能有效地治療腸躁症，成藥建議在症狀剛開始或是覺得很不舒服的時候才使用就好。

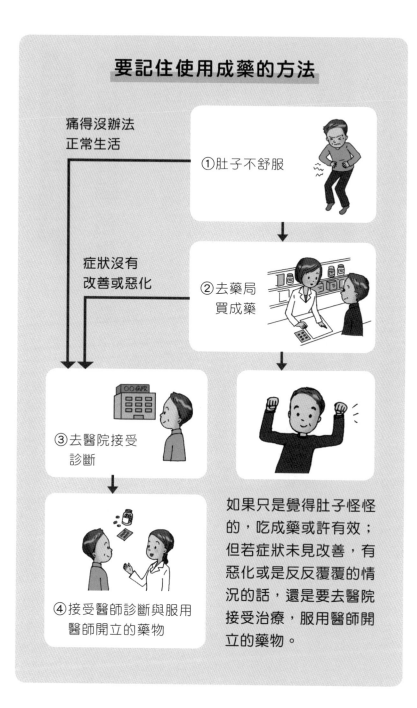

要記住使用成藥的方法

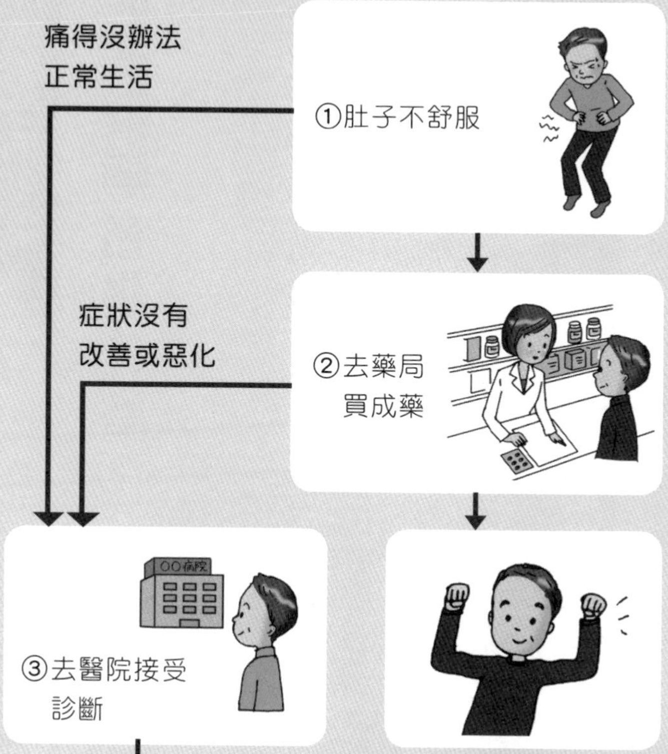

痛得沒辦法
正常生活
①肚子不舒服
症狀沒有
改善或惡化
②去藥局
買成藥
OO病院
③去醫院接受
診斷

④接受醫師診斷與服用

如果只是覺得肚子怪怪的，吃成藥或許有效；但若症狀未見改善，有惡化或是反反覆覆的情況的話，還是要去醫院接受治療，服用醫師開立的藥物。

稍微說明一下藥物

商品名與學名是什麼？

接著為大家稍微說明一下藥物。大部分的藥物都至少有兩種名字，一種是**學名**，一種是**商品名**。

能治療疾病的是藥物之中的化學成分，學名就是這些化學成分的名字。比方說，止瀉成分「Berberine Tannate」就是學名。我們雖然不知道「Berberine Tannate」是什麼，但是大家可能都聽過「STOPPA」這個在電視廣告中使用的名稱。這就是製藥公司使用 Berberine Tannate 而製作的止瀉劑。

換句話說，「止瀉劑」是說明這種藥物有哪些效果的分類名稱，而「Berberine Tannate」是說明藥物成分的名稱，「STOPPA」則是藥廠根據該成分製藥的商品名。其他公司當然也會利用 Berberine Tannate 來製藥，也會另外替商品命名。本章會為大家簡單地說明腸躁症藥物療法所使用的各種藥物，如果想進一步了解醫師開立的藥物，可試著了解說明藥物功能與效果的分類名稱、學名與商品名。

可利用學名與商品名了解藥物

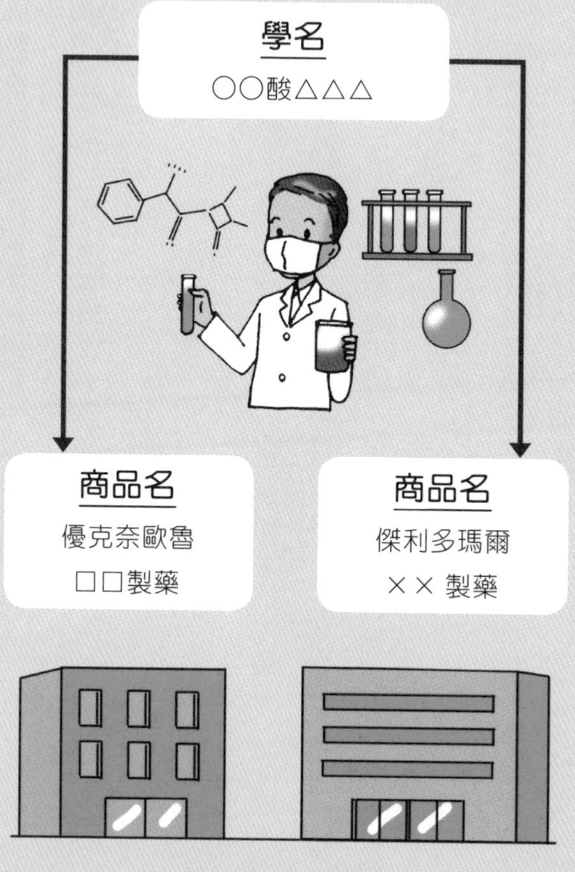

可根據藥物主成分的學名以及商品名來了解醫生開立的藥物。如果想知道藥物的效果、症狀是因為哪些成分而緩解，或是想知道服藥時，不能搭配哪些藥物時，可請教醫師以及搜尋藥物的資訊。

調整腸道狀況的藥物①

聚合物（學名：聚碳酚鈣）

讓許多患者飽受煎熬的腸躁症症狀，例如下痢、便祕、腹痛、腹脹這類特定症狀，都是因為腸腦軸線的關係，導致腸道機能異常而引起。所以，讓腸道恢復正常，在治療過程之中，是非常重要的一環。醫師在治療腸躁症患者時，也往往把改善腸道功能的藥物視為**首選的藥物**。

吸水力強勁的聚合物是常用來製造紙尿布的特殊樹脂，而聚合物之一的聚碳酚鈣*（Polycarbophil Calcium）則常使用於醫療。聚碳酚鈣在小腸或大腸吸收水分之後會變成膠狀，所以用來治療便祕型腸躁症的時候，能留住腸道之中的水分，讓堅硬的糞便變軟；反之，若用來治療下痢型腸躁症，則可吸收多餘的水分，幫助患者止瀉。換句話說，聚碳酚鈣可使腸道的水分保持平衡，讓腸道功能恢復正常，當然也能緩和腹痛。

* 商品名為「コロネル」或「ポリフル」，台灣則有「暢優」、「百利康」等

要注意的是，聚碳酚鈣若與胃藥（中和胃酸的制酸劑）一起服用，效果有可能會變差。此外，腎功能下降的患者若是服用聚碳酚鈣，有可能會出現肌力下滑、倦怠、想吐等這類**高血鈣症**，所以務必與醫師仔細描述自己的狀態。

聚合物（Polycarbophil Calcium）的功能

下痢的情況

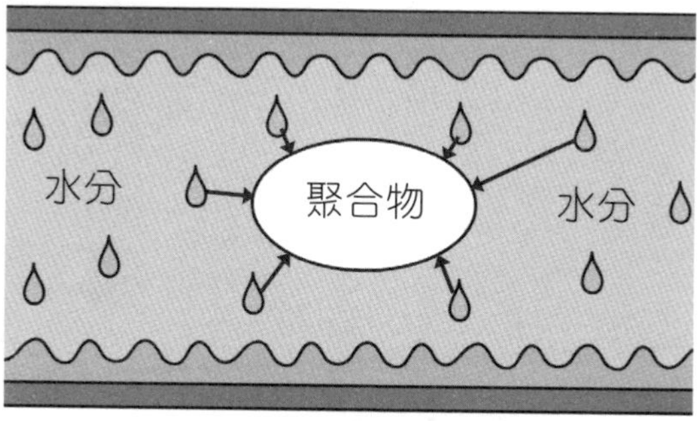

下痢時，會吸收腸道之內的多餘水分。

便祕的情況

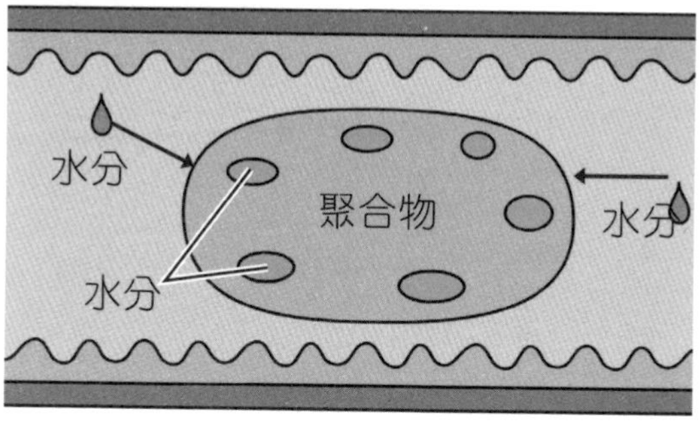

若因腸道水分不足而有便祕的問題，聚合物會幫忙吸取水分，讓腸道保有一定的水分。

消化道功能調節藥

消化道功能調節藥也是治療腸躁症的首選藥物。在這類藥物之中，最常用來治療腸躁症的，就是被稱為「消化道運動機能改善藥」的**類鴉片藥物**。

神經有**鴉片類受體**這類蛋白質，而控制腸道運動神經的鴉片類受體便是在接受刺激之後，控制了腸道運動。

類鴉片藥物會與促進腸道運動神經的鴉片類受體結合，讓過於活潑的腸道冷靜下來，或是反過來讓太過安靜的腸道變得活躍，藉此調節腸道的運動功能。如果要以比喻說明的話，類鴉片藥物就像是「手指」，按壓受體這個「開關」之後，就能讓腸道運動變得活潑或是緩和。少量的類鴉片藥物可促進腸道運動，而多量的類鴉片藥物則可反過來抑制腸道運動。用於治療腸躁症的類鴉片藥物學名為Trimebutine Maleate*。

＊商品名為「Cerekinon」

類鴉片藥物的功能

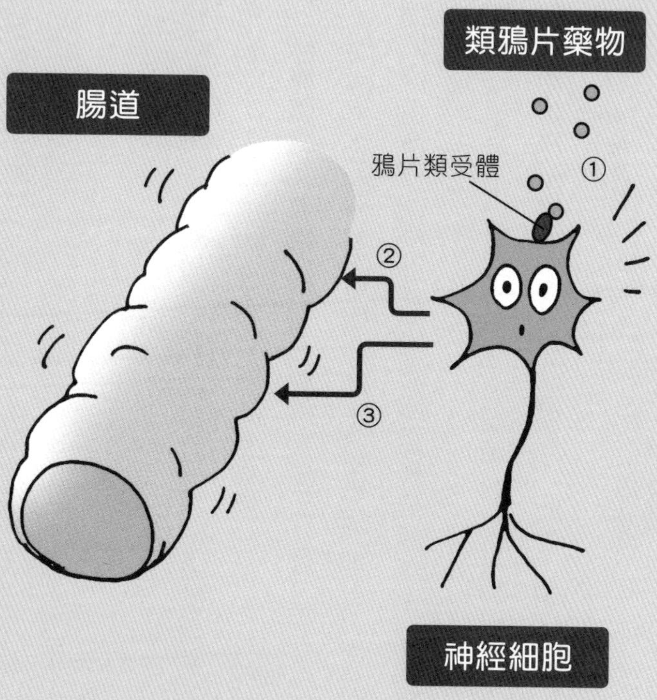

①類鴉片藥物與神經細胞的鴉片類受體結合。②會讓太活潑的腸道冷靜下來。③反之，會讓太安靜的腸道變得活潑一點。

調整腸道狀況的藥物③

益生菌（Probiotics）

益生菌是趁著乳酸菌、酪酸菌與比菲德氏菌還活著的時候，將它們製成的藥物，也就是常見的整腸劑。人體的腸道內有各式各樣的細菌，這些細菌一起會組成一個良好的腸道環境，這種環境又被稱為**腸道菌叢**（intestinal flora）。一旦腸道菌叢失調，就會出現下痢、腹痛與腹部脹氣這類症狀；益生菌則可讓腸道菌叢恢復正常，抑制腸道的症狀。而乳酸菌所分泌的乳酸能讓腸道變成酸性，抑制壞菌孳生。

目前還不知道益生菌是如何調節腸道環境的，只知道益生菌能調理腸道菌叢，所以不像其他的藥物具有明確的藥效以及療程。此外，因每個人的腸道菌叢不一樣，所以益生菌對每個人的效果也不一樣。

抗生素之一的盤尼西林雖然對出血性胃腸炎、下痢這類無副作用，但是利用「耐性乳酸菌」製作的益生菌卻不怕這類抗生素，可抑制抗生素的副作用。

用於製作益生菌的生菌

	乳酸菌	酪酸菌	比菲德氏菌
特徵	• 在酸性的環境中快速孳生。 • 可依照形狀分成乳酸鏈球菌、乳酸桿菌。 • 會以葡萄糖為養分，不斷分泌乳酸。	• 可在活著的時候抵達腸道。 • 可抵擋腐敗菌。 • 可讓碳水化合物發酵，分泌酪酸。	•以葡萄糖為養分，分泌乳酸與醋酸。 • 是長得像棒子的桿菌。
功效	• 讓其他的腸道好菌變多。 • 調節大腸的功能（整腸）。 • 促進小腸的消化與吸收。	• 可抑制腸道壞菌增生。 • 可幫助腸道的乳酸菌與比菲德氏菌正常發揮效果。	• 可讓大腸的壞菌減少，好菌增加。 • 有整腸的效果，可調節腸道的狀態。

這張表僅供參考。生菌的種類非常多，而且都像上方表格所述，具有不同的效果，但卻不是所有的乳酸菌都具有表格提到的效果。在治療腸躁症時，通常會為了調整腸道菌叢而使用益生菌。假設使用的是耐性乳酸菌製作的益生菌，就不會因為使用了抗生素導致益生菌失效。此外，同時攝取益生菌、益生元（寡醣、部分的膳食纖維）與膳食纖維，可提升整腸效果。益生元可為益生菌提供營養，促進益生菌繁殖，提升益生菌的活力。

血清素 5-HT$_3$ 受體拮抗劑

血清素 5-HT$_3$ 受體拮抗劑能即時止瀉，是常用來治療下痢型腸躁症的藥物。成分之一的「Ramosetron Hydrochloride」本來是利用在治療癌症時，用來緩和嘔吐這種化療副作用的藥物（臺灣藥名為「適吐朗」），後來卻被發現能有效抑制功能性下痢，所以便成為治療腸躁症的藥物，在日本，「Ramosetron Hydrochloride」已成為腸躁症治療物之一。

第一章在說明腸腦軸線的時候提過，**血清素**這種神經傳遞物質常見於大腦與腸道，會對腸道的活力造成影響。腸道有許多與血清素合併的蛋白質結構物，也就是所謂的**血清素受體**，當血清素與這種受體結合，腸道的運動就會變得活潑。

當大腦接受了壓力或其他的資訊，腸道的血清素就會大量分泌，導致大腸變得太活潑，因而誘發下痢型腸躁症。換句話說，當血清素這把鑰匙插入血清素受體這個「鑰匙孔」，就會打開促進腸道運動的「大門」。

血清素 $5\text{-}HT_3$ 受體拮抗劑的主要成分「Ramosetron Hydrochloride」能與腸道之中的血清素受體結合，避免血清素和血清素受體結合。換句話說，就是搶先一步，將鑰匙孔堵起來，避免腸道因為血清素而變得太活潑，同時抑制腸道異常與感官的異常，如此，腹痛也會跟著消失。

由於比起其他的藥物，血清素 $5\text{-}HT_3$ 受體拮抗劑特別有效，可讓下痢與腹痛這類症狀快速消失，所以被當成是下痢型腸躁症的「特效藥」。本章開頭提過，當患者曾經在搭乘電車、公車上班上學時，或是在開重要的會議或是參加重要的考試時，出現過下痢與腹痛這類症狀，即可能出現所謂的**預期性焦慮**，陷入下痢與腹痛反覆出現的惡性循環，不過，「Ramosetron Hydrochloride」的效果十分顯著，能有效扼止這種惡性循環，所以除了能暫時緩解下痢或腹痛這類腸躁症的症狀外，還能有效治療腸躁症。

Ramosetron Hydrochloride 的效果

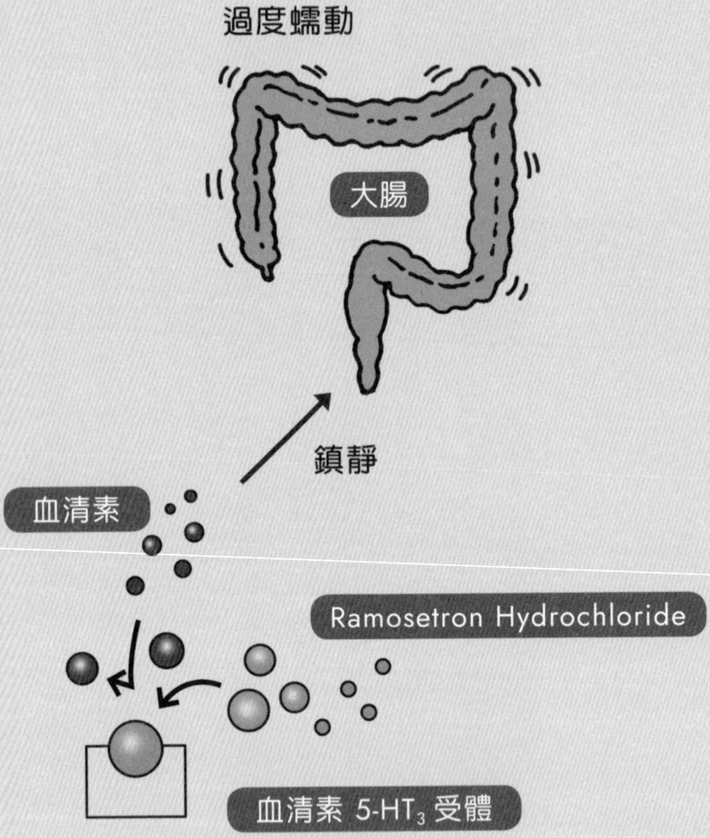

Ramosetron Hydrochloride 可搶在促進大腸蠕動的血清素之前，與血清素 5-HT_3 受體結合，讓大腸的蠕動變慢。也就是堵住鑰匙孔，不讓鑰匙插進來般，如此一來，就無法推開大門了。

預期性焦慮的惡性循環

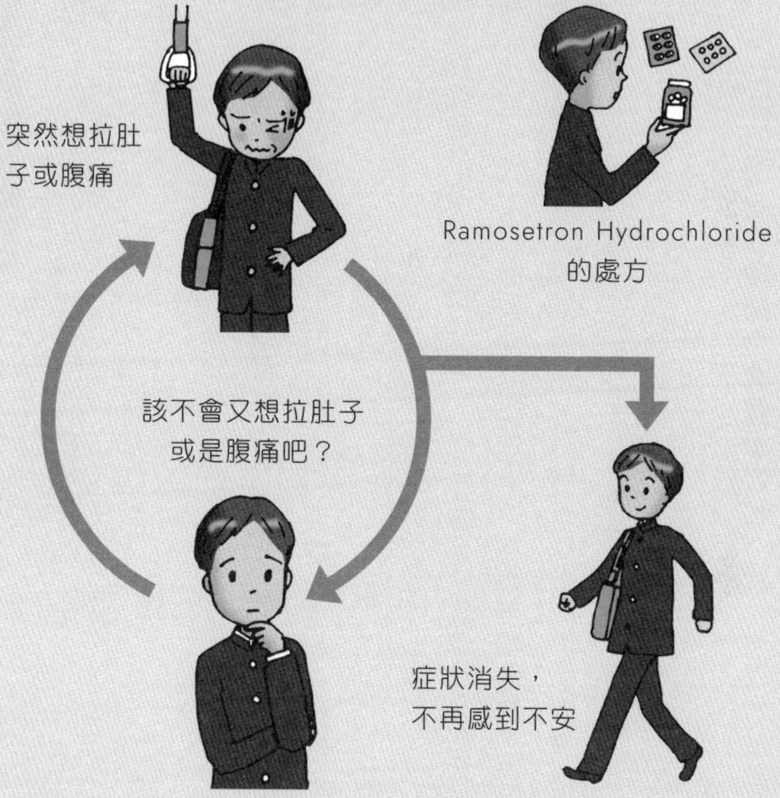
突然想拉肚子或腹痛
Ramosetron Hydrochloride的處方
該不會又想拉肚子或是腹痛吧？
症狀消失，不再感到不安

一旦經歷過突然想拉肚子的困境，就很容易擔心自己會再次遇上相同的問題，不過，Ramosetron Hydrochloride 可快速扼止這個惡性循環，所以也被當成特效藥使用。除了 Ramosetron Hydrochloride 之外，腸躁症的藥物療法不僅可以抑制症狀，或是讓症狀消失，還能撫平患者的不安與緊張。

治療下痢的藥物②

止瀉劑

止瀉劑的種類五花八門，若只從是否具有止瀉的效果來看，前述的聚合物（聚碳酚鈣）或是益生菌都可算是止瀉劑的一種，但本節主要介紹的是用於治療腸躁症的止瀉藥物。

用於治療腸躁症的藥物**洛哌丁胺**[*1]（Loperamide Hydrochloride），是**抑制腸道蠕動的藥物**。這種洛哌丁胺屬於非成癮性合成類鴉片化合物，會刺激鴉片類受體，抑制腸道蠕動與分泌。由於效果迅速，所以可在處嚴重的腹瀉症狀時，調節腸道功能；但是過度服用或長期服用會造成嚴重的便祕，所以下痢症狀一消失，就應該立刻停止服用。

此外，還有以植物成分**鹽酸小蘗鹼水合物**[*2]（Berberine Chloride Hydrate）製作的止瀉劑。這種藥物雖然不是抗膽鹼劑，卻能緩和腸道蠕動，抑制腸道內部的腐

*1 商品名為「樂必寧」或其他
*2 商品名為「フェロベリン」或其他

敗發酵作用與抑制下痢症狀。順帶一提，這類止瀉劑若是用來治療細菌性下痢或出血性大腸炎，反而會讓病情拖延，所以基本上不會使用這類藥物。

洛哌丁胺的效果

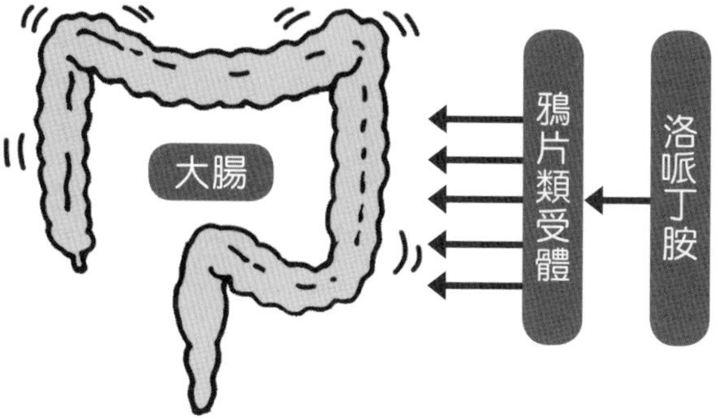

鹽酸小蘗鹼水合物的主要功效

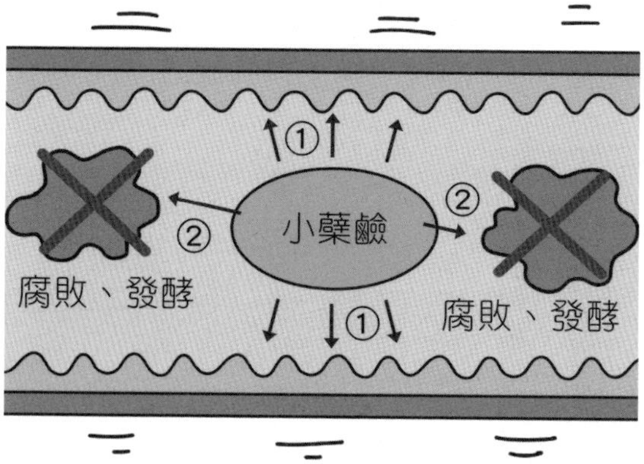

洛哌丁胺會刺激鴉片類受體，抑制大腸的運動；鹽酸小蘗鹼水合物則可與童氏老鸛草萃取物（Geranium Thunbergii）一起抑制腸道痙攣與大腸細菌進行的腐敗與發酵作用。

便祕藥①

黏膜上皮功能轉化藥

便祕是糞便失去水分、變硬所引起的症狀，只要大腸能分泌充足的水分，症狀就得以改善。**黏膜上皮功能轉化藥**可促進大腸分泌水分，改善便祕症狀。

腸道內側的黏膜細菌有鳥苷酸環化酶C受體，當這個受體被刺激，腸道就會分泌出水分（受體的說明請參考84頁與88頁）。黏膜上皮功能轉化藥之一的**利那洛肽**[*1]（學名：Linaclotide）與鳥苷酸環化酶C受體結合後，會刺激腸道內部分泌水分，進而催促排便，還會抑制大腸痛覺超敏症狀，改善腹痛與腹部不適的症狀。

另一種**魯比前列酮**[*2]（Lubiprostone）則會與ClC-2這種離子通道（這也是受體的一種）結合，刺激大腸分泌水分。由於可改善便祕症狀，所以魯比前列酮也能間接改善腹痛或腹部不適症狀。這兩種藥物都非常有效，有時甚至會因為藥效太強而造成下痢，所以要特別注意用量。

*1 商品名為「Linzess」
*2 商品名為「Amitiza」

黏膜上皮功能轉化藥的效果

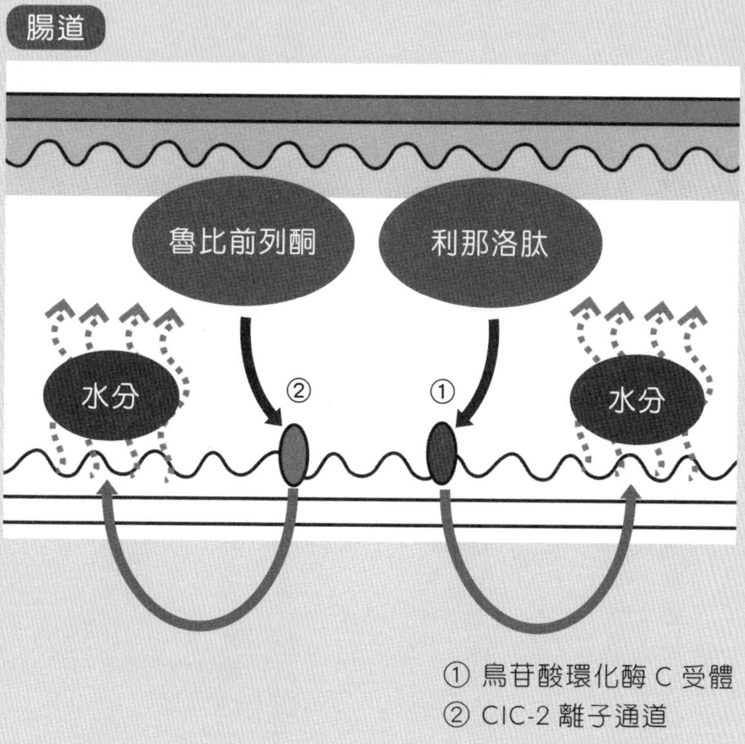

黏膜上皮功能轉化藥會與覆蓋在腸道內部的細胞（黏膜上皮細胞）的受體或離子通道結合，讓黏膜分泌出水分，緩解便祕症狀。這兩種藥物的受體雖然不同，但都是利用相同的方法讓黏膜分泌水分。

瀉劑

瀉劑大致可分成**機械性瀉劑**與**刺激性瀉劑**。機械性瀉劑又可分成**鹽類瀉劑**（滲透壓瀉劑）、膨脹性瀉劑和潤滑性瀉劑。在此為大家介紹常用來治療便祕型腸躁症的瀉劑。

鹽類瀉劑之一的**氧化鎂**[*1]是歷史悠久的瀉劑，也常用來治療便祕型腸躁症。不容易被身體吸收的氧化鎂會在腸道內部吸收水分，讓腸道保有水分，藉此軟化糞便，而且吸了水的糞便還會膨脹，所以腸道運動也會變得活潑。

由於氧化鎂會吸水，所以與大量的水分一起服用，效果更為顯著。此外，若是在服用這類瀉劑時，攝取過多的鈣或牛奶，會使罹患乳鹼症候群的風險變高，所以在服用這類藥物時，千萬不要過度攝取這類食物。

*1 商品名為「Maglax」、「Magmitt」或其他
*2 商品名為「Laxoberon」或其他

刺激性瀉劑會刺激腸道的神經，讓腸道運動變得活潑與促進排便，能有效治療腸道運動衰退的便祕型腸躁症，也能有效治療小孩到年長者或孕婦的便祕。刺激性瀉劑有**苦味酸納**[*2]（學名：Sodium Picosulfate）。

瀉劑的種類非常多，醫師通常會依照患者的狀態開立處方。

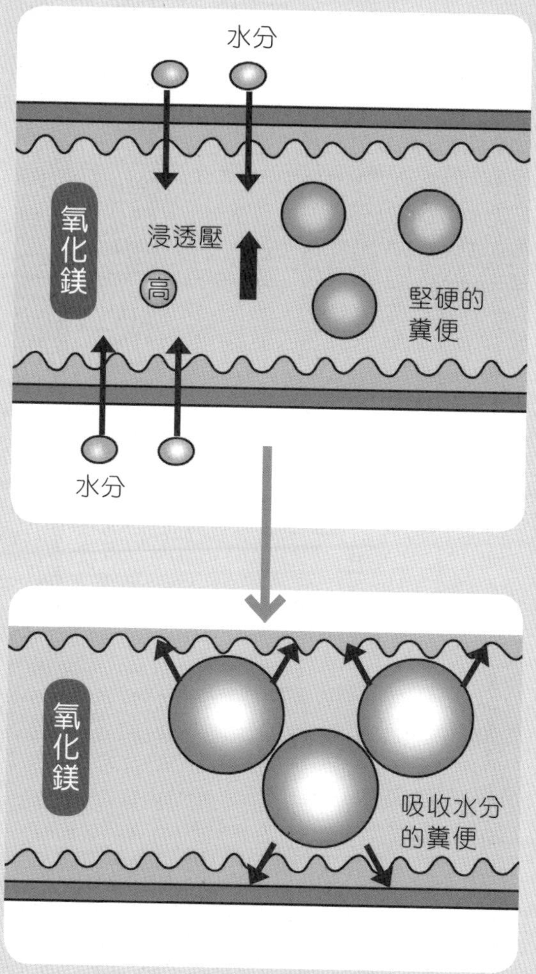

氧化鎂會讓腸道內部的浸透壓變高，讓水分從腸道外側流入內側，藉此緩解便祕症狀。此外，吸收水分的糞便會膨脹，腸道運動會因此變得活潑。

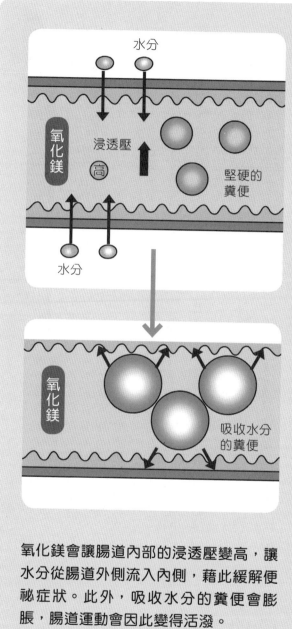

緩解腹痛與腹部不適的藥物①

抗膽鹼劑與抗焦慮藥

接著要介紹的是具有緩解下痢、便祕這類症狀，還可整腸治療嚴重的腹痛與腹部不適的藥物，雖然這類藥物非常多種，但這次要從中挑出常用於治療腸躁症的藥物。

抗膽鹼劑可抑制腸道運動，所以有緩解腹痛的效果。腹痛是大腦不斷接受到內臟痙攣訊號所引起的症狀，而抗膽鹼劑之一的**替喹溴胺**[*1]（Tiquizium bromide）可刺激讓腸道運動變得緩慢的副交感神經，藉此抑制痙攣這類腸道異常的運動，讓腹痛這類症狀消失無蹤。這種藥物原先是用來治療胃炎、胃潰瘍、十二指腸潰瘍這類上消化道的藥物，但後來也發現能被用來治療腸躁症的腹痛症狀。

能撫平不安的**抗焦慮藥**的學名為**枸櫞酸坦度螺酮**[*2]（Tandospirone Citrate）可消除不安，減輕壓力，抑制腹痛與腸道運動。抗焦慮藥通常是精神科的藥物，可用來刺激腦部的認知功能，與抗膽鹼劑的效果略有不同。

*1 商品名為「Thiaton」
*2 商品名為「希德」

抗膽鹼劑與抗焦慮藥抑制腹痛的方式

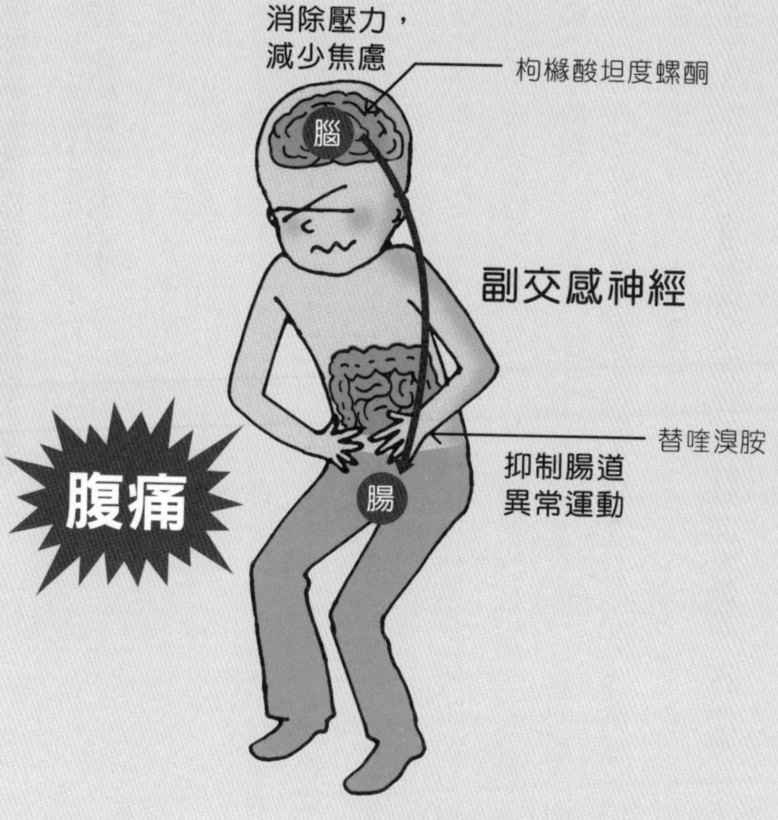

替喹溴胺可刺激讓內臟冷靜下來的副交感神經，藉此抑制腸道過度蠕動；抗焦慮藥物枸櫞酸坦度螺酮則可直接刺激大腦的血清素，排除不安的情緒。

緩解腹痛與腹部不適的藥物②

消除胃脹氣藥物

腸道內部的腐敗與發酵作用開始後，就會產生許多氣體，一旦有便祕問題，排便變得不順暢，腸道菌叢的壞菌就會增加，且甲烷或是氮氣這類氣體就會變多，進而出現「肚子不斷咕嚕咕嚕作響」或是「肚子脹得很難過」這類腹部不適的症狀。

如果腸躁症患者出現了嚴重的腹部脹氣或是其他明顯的腹部不適感，醫師通常會以**消除胃脹氣的藥物**來治療。一般來說，在治療腸躁症的脹氣症狀時，會使用可排出消化道氣體的**聚二甲矽烷***（Dimethicone）。聚二甲矽烷具有界面活性的作用，能讓腸道之內的氣體排入血液，或是以放屁的方式排出體外，消除腹部脹氣，不過，聚二甲矽烷只對在體內發生的氣體有效，而無法排出從口腔吸入的空氣；也不似血清素 5-HT_3 受體拮抗劑能治療排便異常症狀，而是在患者因為腸胃脹氣或是其他腹部不適症狀而苦不堪言時使用的藥物。

＊商品名為「Gascon」、「加斯朗」或其他

聚二甲矽烷的效果

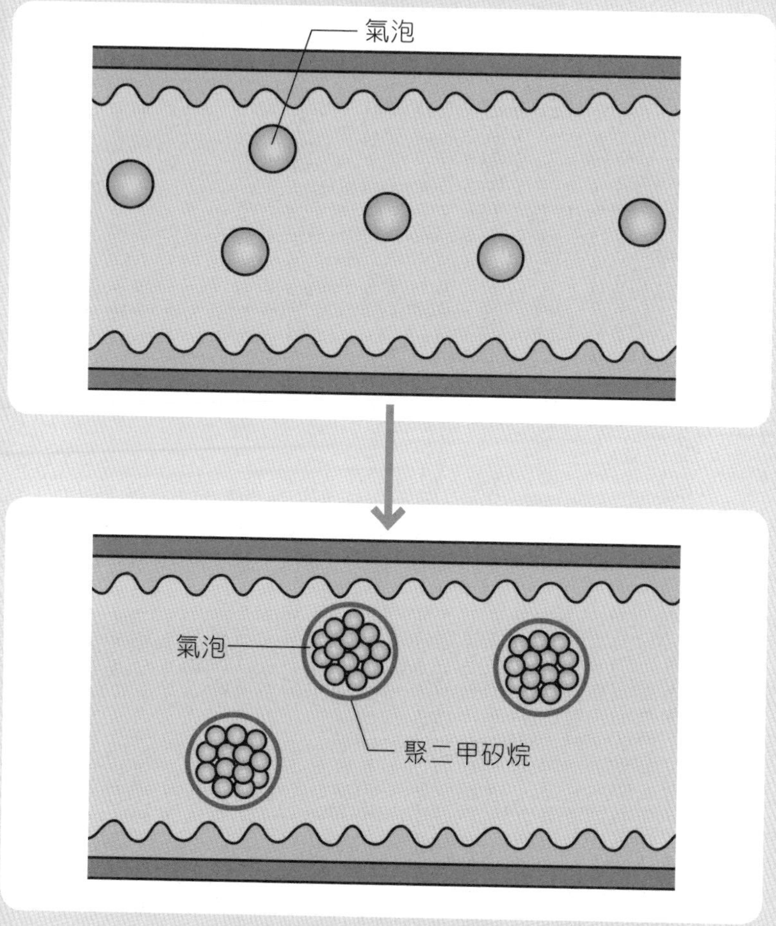

腸道的氣體都是小小的氣泡，聚二甲矽烷可透過界面活性的效果讓這些氣泡聚成大氣泡，以便排出體外。

中藥與抗憂鬱藥

到目前為止，都是介紹在腸躁症藥物療法所使用的主要藥物，接下來要另外介紹一些常用於治療腸躁症的其他藥物。

腸躁症也常以中藥治療。中藥是從植物萃取**生藥**搭配而成，比方說，**半夏瀉心湯**就有止瀉與消除噁心感的效果，**桂枝加芍藥湯**則有緩解腹痛與腹部脹氣的效果。半夏瀉心湯也能治療精神官能症，所以對於心因性下痢也具有療效。此外，如果是很嚴重的胃脹氣，還可使用**大建中湯**來治療。

在治療容易感到不安的患者時，也會使用精神科常用的抗憂鬱藥，來消除患者的焦慮。而且另有資料指出，這類藥物能有效治療腸躁症的排便異常或是腹痛的症狀。要注意的是，抗憂鬱藥常有明顯的副作用，所以一般消化內科或是腸胃科比較不會以抗憂鬱藥來治療腸躁症的症狀。

抗憂鬱藥與中藥——各種治療腸躁症的藥物

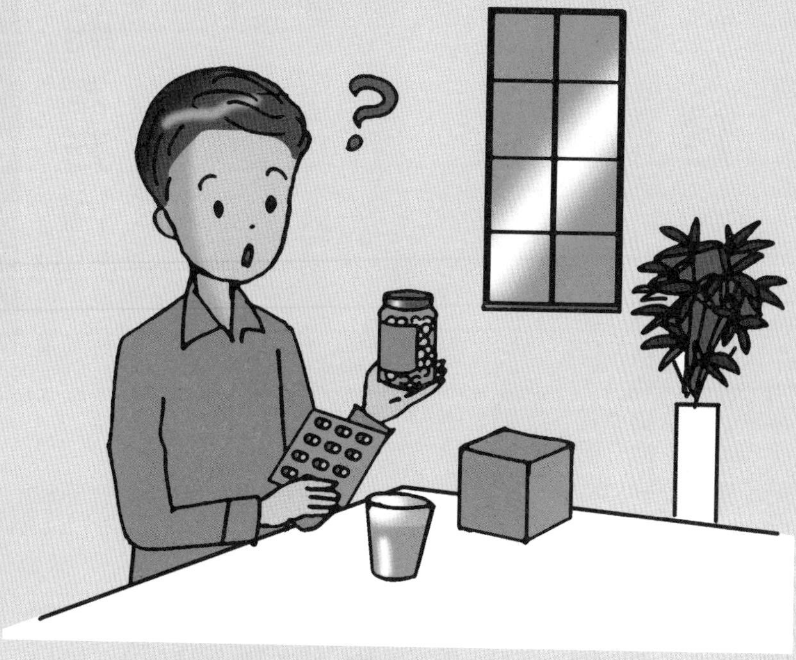

中藥就是東方醫學的藥物，而抗憂鬱藥則是精神科用於治療憂鬱症的藥物。腸躁症的病因為心理壓力，會出現腹痛、下痢、便祕這類具體的生理症狀，所以除了之前介紹的藥物之外，醫師還會根據患者的狀態或是過去的經驗來開立適當的處方。

藥物療法的大方向

一般來說，以藥物治療腸躁症的時候，會先從排便異常的症狀，判斷是下痢型、便祕型還是混合型，然後利用調整腸道功能的聚合物或是益生菌來治療，以及針對不同類型的腸躁症，使用適當的藥物，**重點改善下痢或是便祕的症狀**。

假設患者還出現了嚴重的腹痛或是腹部脹氣這類腹部不適症狀，可使用消除胃脹氣的藥物，或是抑制腹痛的替喹溴胺這類抗膽鹼劑治療。

大致上，就是依照上述的流程來進行。其實除了本書介紹的藥物之外，還有許多可用於腸躁症藥物療法的藥物，醫師也會根據經驗以及患者的症狀或體質，開立最適當的藥物。

倘若症狀不見好轉，醫師通常會重新開藥或是搭配其他的治療方式。就日本消化器學會腸躁症診療指南而言，一旦第一階段的藥物未能改善症狀，就會搭配剛剛介紹的中藥或是抗憂鬱藥。

這些充其量僅是治療方針，並非萬靈丹，但患者應該知道自己拿到什麼藥物，也必須知道醫師會根據患者的狀態調整治療方針。

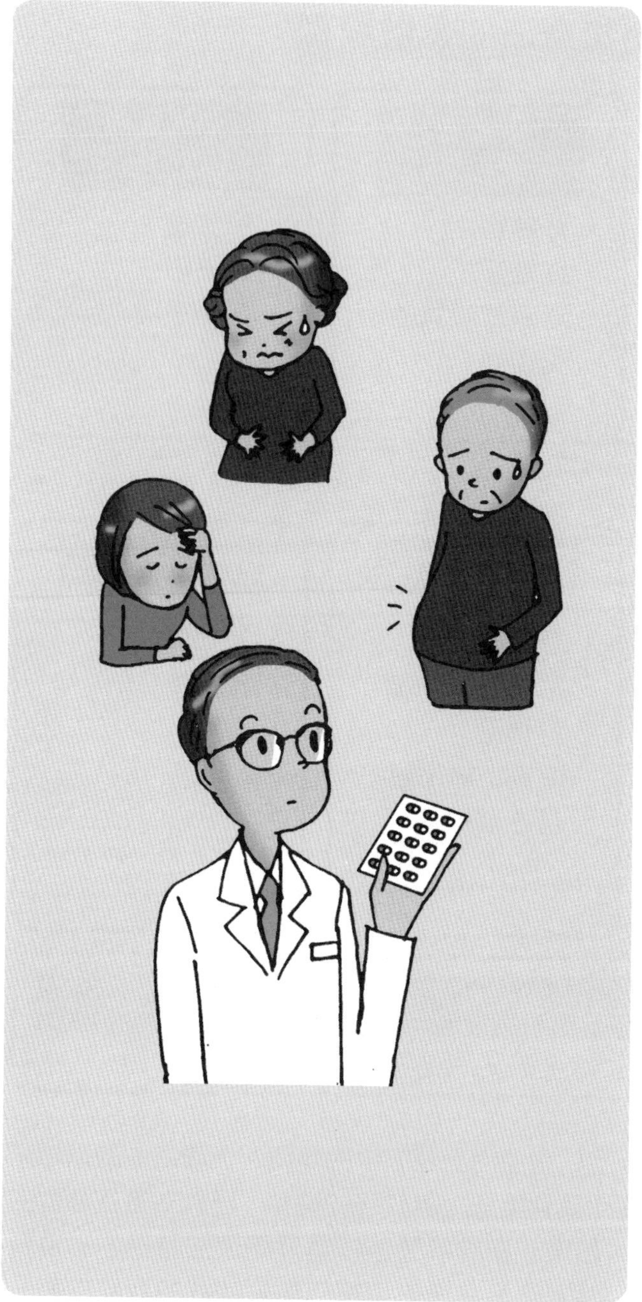

藥物療法的具體範例

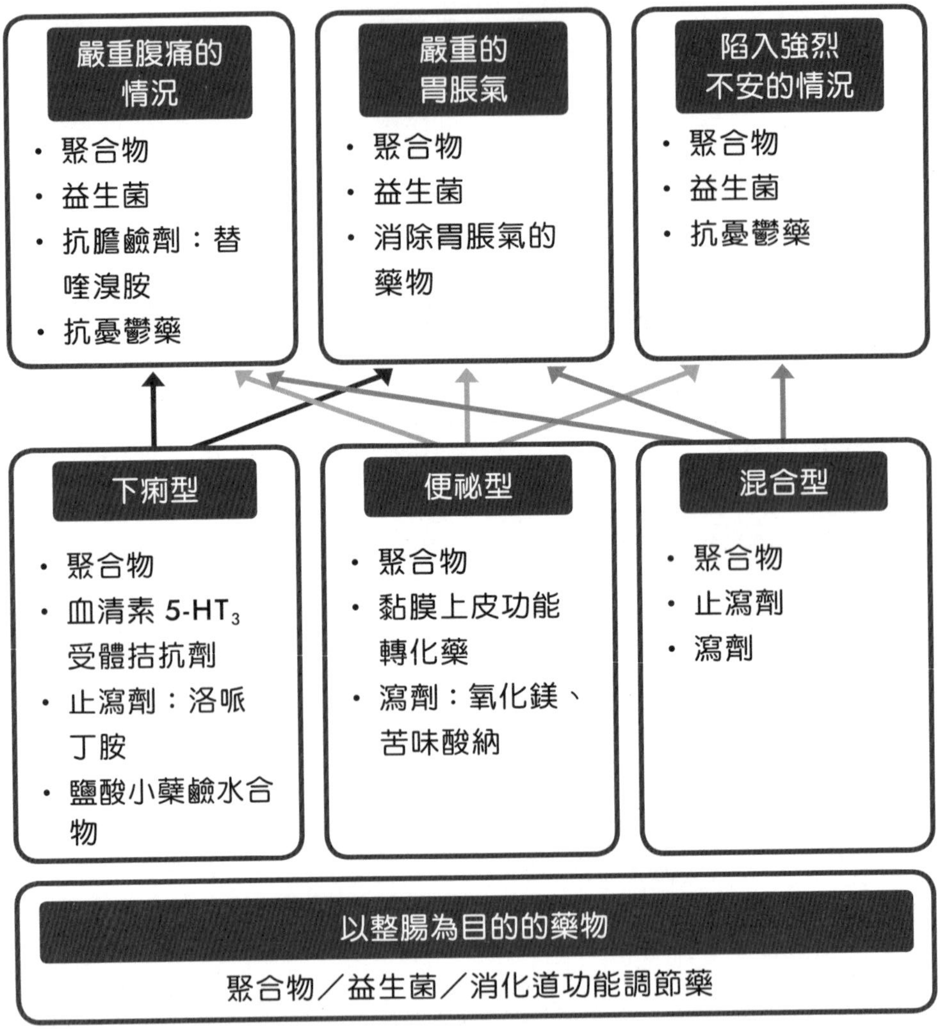

治療腸躁症的時候，不一定只會使用上圖之中的藥物。上圖之中的藥物充其量僅供參考，通常會使用具有調理大腸狀態的藥物，再針對各種類型的腸躁症使用理想的藥物。如果在初診或是療程還沒結束的時候，出現腹痛、腹部脹氣這類症狀，醫師就會考慮使用緩和這類症狀的藥物治療。

4

生活習慣與飲食祕訣

改善生活習慣①

改善飲食、運動與生活習慣

一如第三章所述，藥物療法的確能藥到病除，讓腸躁症患者覺得症狀有所改善，但是，「排便」這類生活作息大小事若出現異常，就得重新檢視飲食內容，避免出現下痢或便祕這類情況，或是試著**改善生活習慣**，緩解腸躁症的症狀。

此外，適度的運動能調節腸道運動，還能讓心情放鬆，所以從腸腦軸線的觀點來看，適度的運動也能有效緩解腸躁症的症狀。

話說回來，第五章將會陳述，把自己逼得太緊，反而會讓腸躁症越拖越久，這就是過猶不及的道理。

第四章將要為大家介紹一些改善飲食習慣、運動習慣與其他生活習慣的祕訣。

緩解腸躁症的症狀，找回原本的生活規律

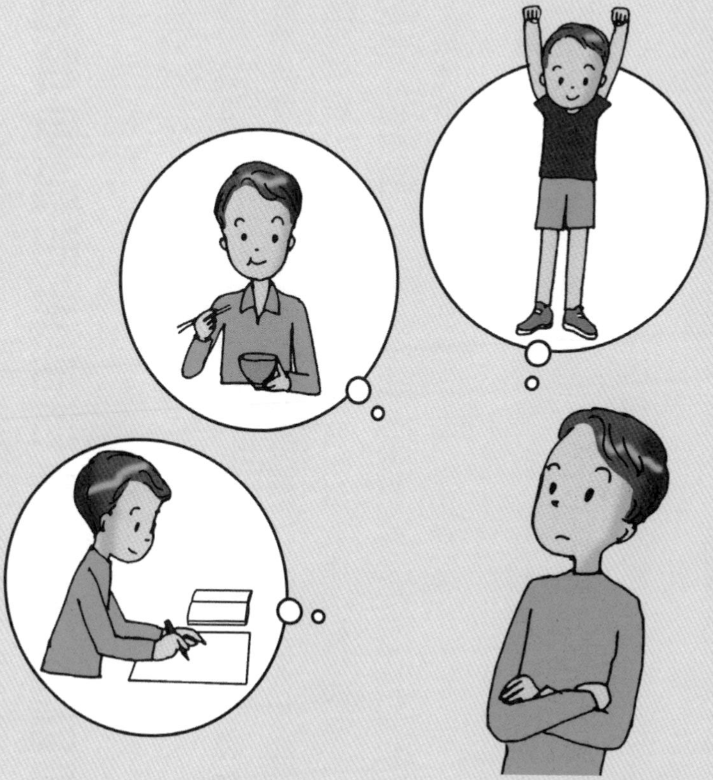

藥物療法雖然可緩解症狀，提升生活品質（QOL），但是改善飲食、運動與日常生活的習慣，在治療腸躁症的過程之中，也是非常重要的一環。

改善生活習慣②

找到適合自己的生活節奏，控制腸躁症的病情

我們已經知道腸躁症的主要病因為心理壓力，而這些心理壓力會引起**內臟超敏反應**與**腸道運動異常**這類症狀，並不會引起常見的器質性疾病。雖然器質性疾病很難纏，但是腸躁症也不是「只要解決這個問題就能治好」或是「只要緩解發炎症狀，就能快速痊癒」的疾病，所以患者還是要檢視自己的生活習慣，調整飲食內容且適度地運動，藉此減緩排便異常或腹部不適這類症狀。

請大家問問自己，現在的飲食習慣是不是很容易引起下痢或便祕？進食的習慣是否不夠理想？有沒有透過適度的運動來保養身體？只要身體健康，腸道運動就會正常。也可以注意自己上班、上學的情況或是睡眠品質與休閒生活的狀況。

換句話說，找到適合自己的生活節奏，控制腸躁症的病情，就能避免上述這些不適症狀復發。讓我們先從調整生活節奏開始改善吧。

哪些是患者應該檢視的生活習慣？

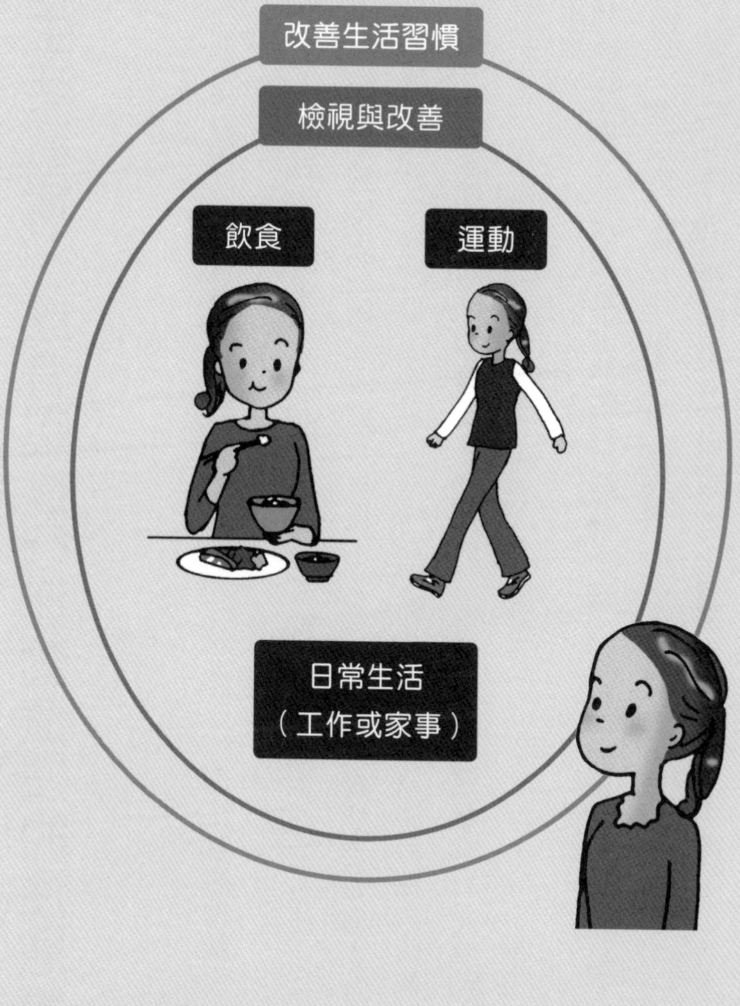

這是描述患者生活習慣的示意圖。生活習慣的範圍十分廣泛，有些可能「難以改善」，但只要掌握祕訣，其實沒有想像中那麼難。

改善生活習慣③

改善生活習慣、飲食與進行運動療法的注意事項

在改善生活習慣、飲食與進行運動療法時，有一些需要特別注意的重點。

由於每位患者的狀態與環境都不同，所以必須視情況選擇不同的方法。比方說，高齡者或是循環系統出問題的患者就有可能不太適合運動，在飲食方面也有一些禁忌，所以想透過改善生活習慣、飲食內容或是運動療法來治療腸躁症的時候，不要自己當醫生，而是盡可能**先諮詢醫師**，以便能更有效、更安全地進行上述的各種措施。

還有一點很重要，那就是**不要把自己逼得太緊**，這在前面也已經提醒過大家。一直提醒自己「要運動」或是「攝取有益腸道的食物」反而會造成新的壓力。建議大家在閱讀第四章的同時，搭配第五章的內容，調整自己的想法，也可以將本章當成「稍微改善腸躁症的小祕訣」來閱讀哦。

在改善生活習慣的時候，需要注意哪些事情？

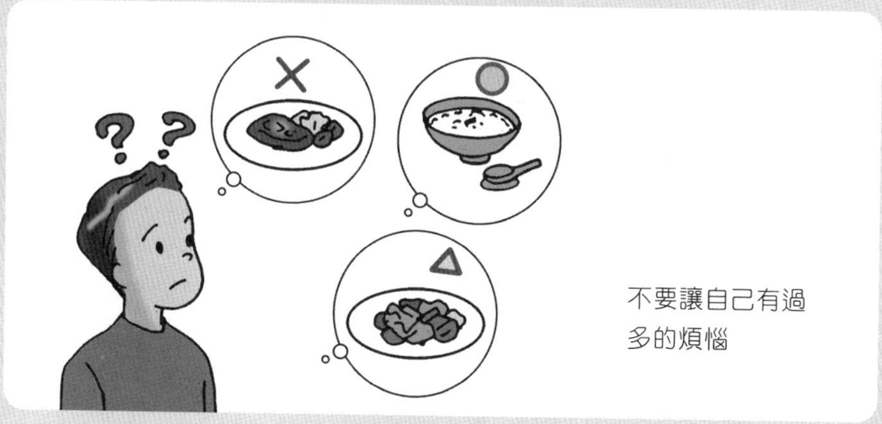
不要讓自己有過
多的煩惱

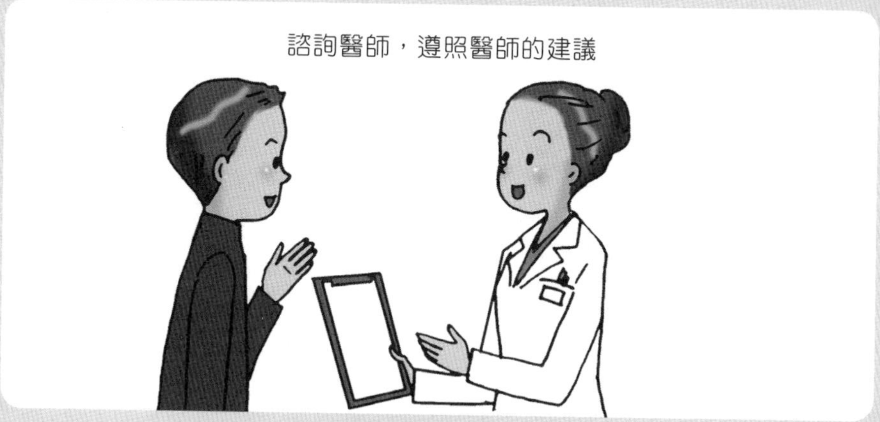
諮詢醫師，遵照醫師的建議

生活習慣的層面非常廣泛，其中包含了飲食習慣以及生活作息，所以想太多反而無法持續改善。請大家務必放下「非得做到○○不可」的想法。有些飲食或是運動不適合特定的患者，所以請先與醫師商量，遵照醫囑進行。

調整生活節奏①

讓生活作息保持正常

排便這件事深受生活作息影響，比方說，吃飯與睡覺的時間若是不規律，就很有可能會便祕；腸道若是太過活潑，就有可能會拉肚子，所以請盡可能在**固定的時間吃飯與睡覺**。

我知道「有些人會因為工作或讀書而沒時間吃飯」，不過，就算只是在午餐時段吃一、二個飯糰，結果也大不相同。重點在於讓身體知道「食物會在固定的時間點進來」這件事，而且刻意地在固定的時間吃飯，會讓我們知道自己「正在進行腸躁症的治療」，**讓自己變得更樂觀與積極**。

此外，早餐也非常重要，因為除了可攝取一天所需的熱量之外，還能讓沉睡的腸道醒過來，所以早餐一定要吃，而且比起咖啡這類液體，白飯或是麵包這類固體的食物更能讓腸道正常運作。

盡可能讓生活作息保持正常

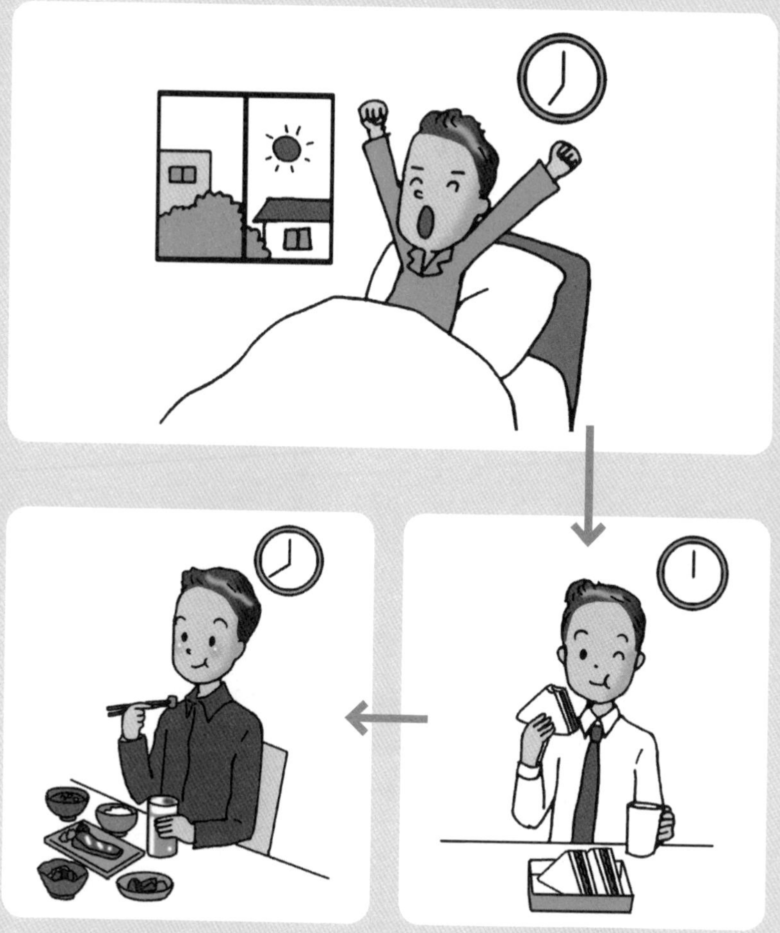

請大家讓自己睡飽一點，以及在固定的時間起床與吃三餐吧！我知道在現代社會要做到這兩點不太容易，不過還是盡可能遵照醫師的指示去做吧。

調整生活節奏②

隨手寫日記

透過改善生活作息治療腸躁症的重點在於「持之以恆」。許多人都會忘記「持之以恆」才是真正的困難之處，有些患者是三分鐘熱度的個性。

此時不妨**寫寫日記**，幫助自己持續改善生活作息。回顧一整天的生活，也能知道有哪些部分可以改善，鼓勵自己繼續維持好習慣。

不過，日記不用寫得太仔細，只需要寫幾點起床、幾點出門，幾點吃午餐這類簡單的內容即可。簡單來說，日記是為了幫助自己回顧生活的工具，如果患者覺得寫日記有助於腸躁症的治療，那麼寫日記這件事就達到必要的效果。要注意的是，寫日記終究只是一種「手段」，不要讓「**寫日記變成目的**」。

透過日記回顧日常生活

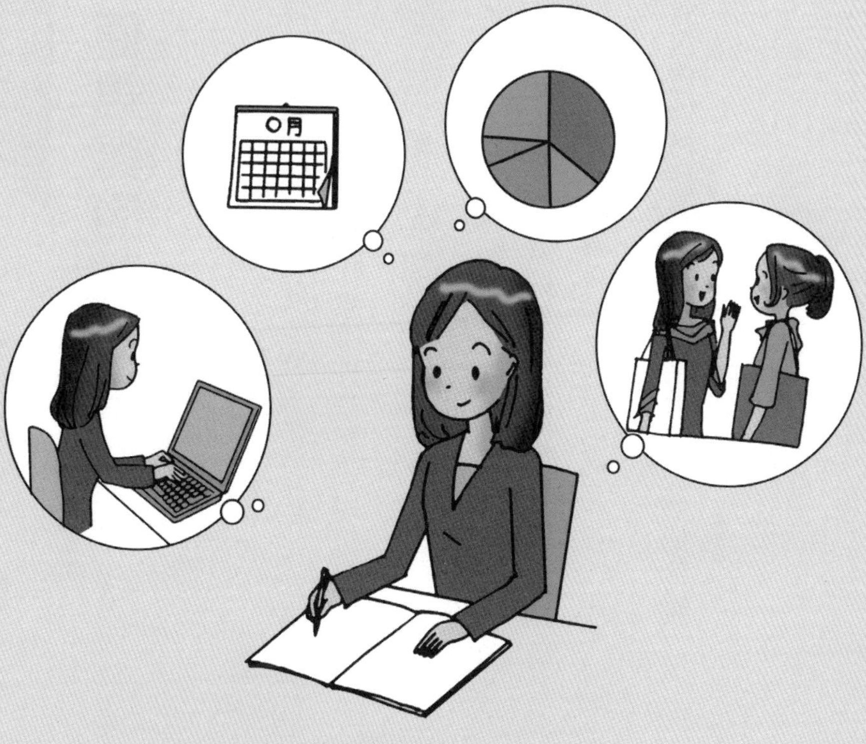

雖然寫日記可回顧日常生活，但不用寫得太過詳盡。反之，若覺得寫日記是種負擔，也可以乾脆不要寫。

調整生活節奏③

維持排便規律的重要性

排便異常是腸躁症的一大症狀，許多患者也因下痢這類症狀而陷入無法正常生活的地獄，所以讓排便這項生活作息維持規律也顯得特別重要。

除了三餐定時之外，上廁所的規律也同樣重要。**在固定的時間上廁所**可調整身體（腸道）的規律。雖然腸躁症患者，尤其是下痢型腸躁症患者無法預測何時會出現腹痛或拉肚子這類症狀，但只要透過藥物治療，應該就能避免突然腹痛或是想拉肚子的症狀，之後也只需要讓自己維持排便的規律，調整身體的狀況即可。

此外，在固定的時間上廁所也能讓自己的心情放鬆。

在固定的時間上廁所有助於調整腸道環境

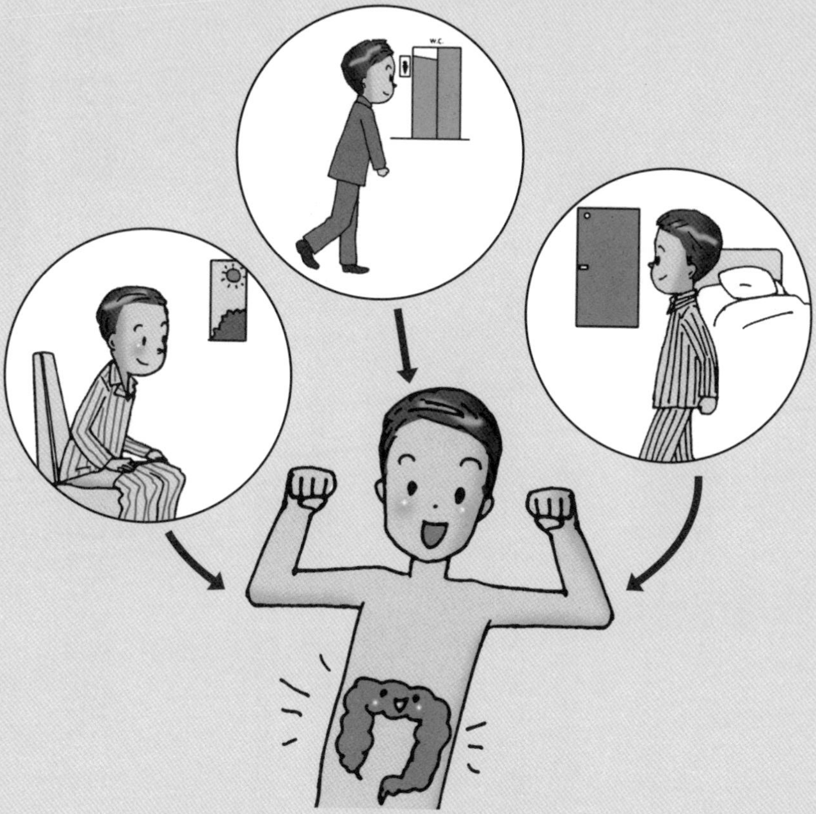

上方的插圖描述了在早上、中午與晚上上廁所的情況，但其實一天不一定只能上三次廁所。每個人的情況都不同，只要一有便意就應該去上廁所，不需要忍耐，也不需要一直提醒自己「要去上廁所」，慢慢地找到屬於自己的排便習慣即可。

調整生活節奏④

去廁所之後，大不出來也沒關係

有時候就算去了廁所也大不出來，便祕型腸躁症患者更是常遇到這種情況；不過不用太緊張，說得極端一點，**就算用餐之後不想上廁所，還是可以去廁所蹲蹲看**。一如前述，只要養成用餐之後去廁所的習慣，慢慢地，就能找回排便的規律。

比方說，常在早上上班、上學的時候，突然肚子痛或想要拉肚子的患者，若是能在早上出門前上個廁所，就能暫時放鬆心情，不用擔心同樣的問題發生。所以就算不出門，培養在早上排便的習慣，也能幫助自己找回正常的生活作息。

請大家不要一直有「就是沒辦法正常排便，所以才大不出來」的想法，而是要告訴自己「讓身體自行養成排便習慣」，讓上廁所這件事成為日常作息的一環。

就算沒辦法排便，也不用那麼沮喪！

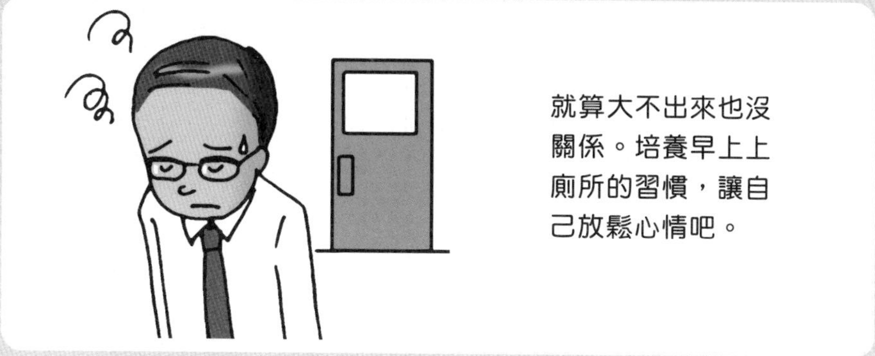

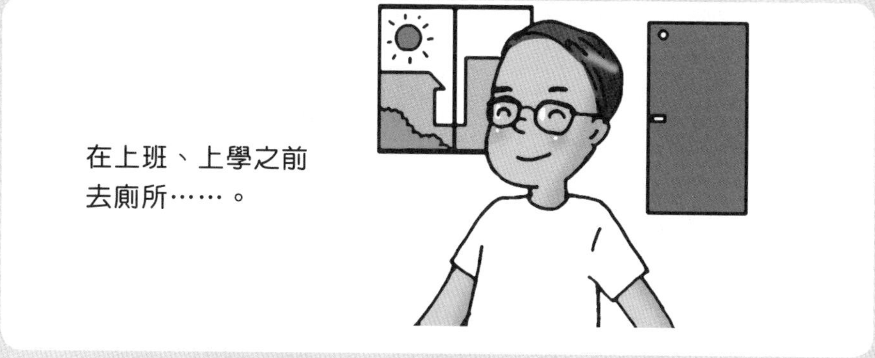
在上班、上學之前去廁所……。

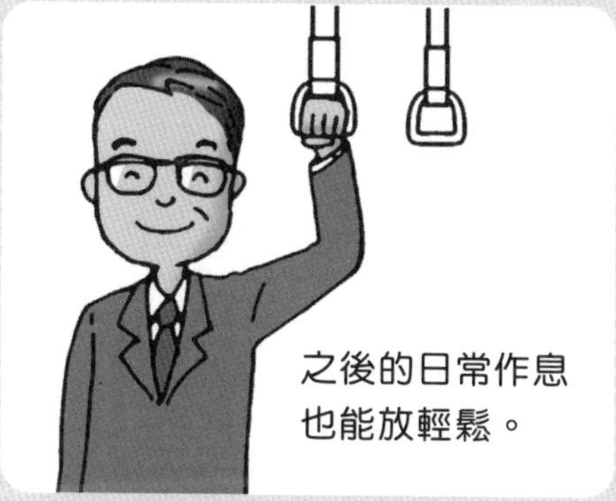
之後的日常作息也能放輕鬆。

在固定的時間上廁所固然重要，但大不出來也沒關係。此外，如果在早上順利地上完廁所，就能在上班或上學途中稍微放心，培養這樣的日常習慣也非常重要。

調整生活節奏⑤

有些姿勢能夠幫助排便

便祕型腸躁症患者或是下痢、便祕輪流出現的混合型腸躁症患者，常常會有便祕，無法順利排便的問題。話說回來，就算沒有便祕的問題，應該也有不少人有過「明明想上廁所，卻大不出來」的經驗對吧？如果大家也遇到這種情況，建議採用**容易排便的姿勢**。

如果是坐在馬桶上，建議大家先讓腳尖踮起來，再開始上廁所。如果擔心腳太痠，可在腳下墊個枱子。接著是讓上半身微微前傾，與踮起腳尖的大腿成30度夾角。這個姿勢可讓肛門與直腸呈一直線，排便會變得較順暢。此外，糞便也會順著重力直線往下掉，所以排便會變得更容易。

我知道有些排便不順暢的人會故意「用力」上廁所，但此時不要全身一起用力，只需要腹部出力就好。如果不知道該怎麼只用腹部出力，只需要先讓腳尖踮起來，就能利用腹肌出力。

這個姿勢就像是知名彫刻藝術品「羅丹的沉思者」般。便祕型腸躁症患者或是下痢型腸躁症患者也可在排便不順暢的時候，試試看這個姿勢。

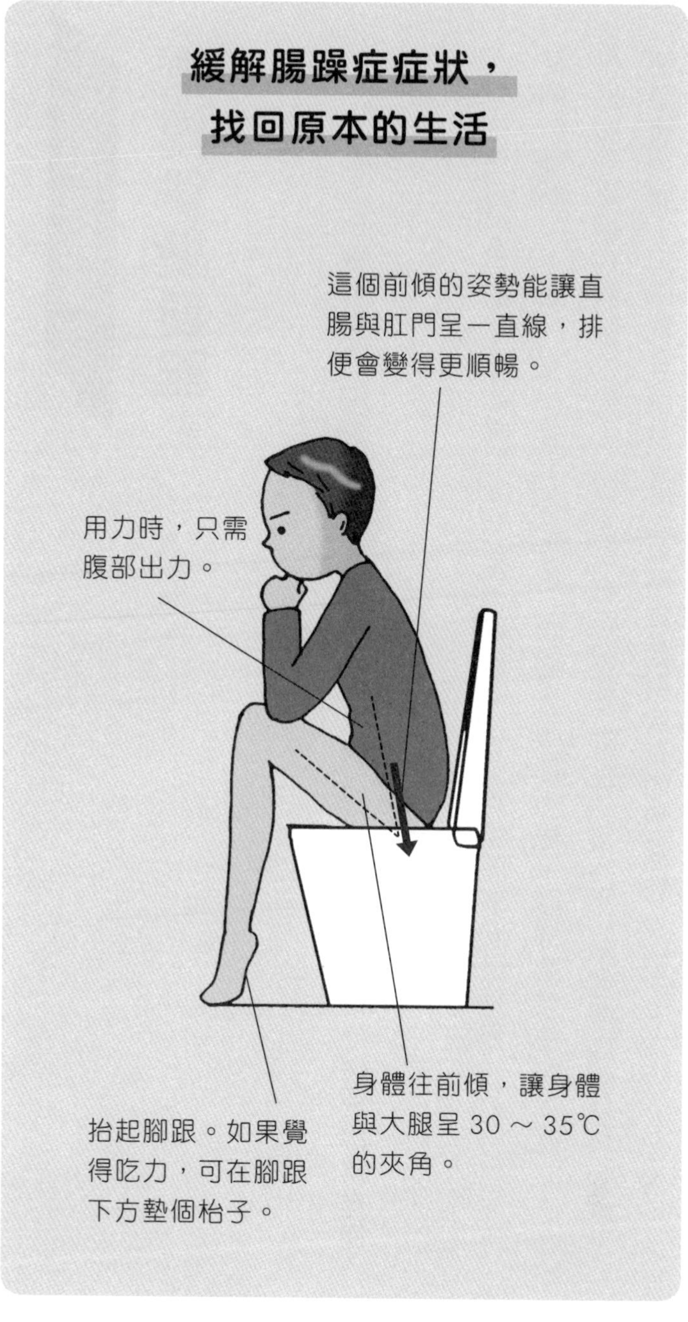

緩解腸躁症症狀，
找回原本的生活
這個前傾的姿勢能讓直腸與肛門呈一直線，排便會變得更順暢。
用力時，只需腹部出力。
身體往前傾，讓身體與大腿呈 30 ～ 35℃的夾角。
抬起腳跟。如果覺得吃力，可在腳跟下方墊個枱子。

調整生活節奏⑥

撰寫排便日記

前面也介紹過寫日記這個方法，但其實也可以為自己一整天的排便情況撰寫排便日記。

排便日記可簡單地記錄「今天是否排便」、「糞便的形狀或排便次數」、「排便的時間點」，和「有沒有上不乾淨、腹痛、腹部不適、腹部脹氣這類症狀」。在撰寫腹部不適症狀時，除了可以記錄有無腹痛這點外，也可以順便記錄腹痛的強度，如果能夠順手記錄飲食內容，就能看出排便與飲食的相關性。

都在什麼時候去上廁所？都在什麼時候用餐？如果能在排便日記中記下這些事情，就會更明白自己的生活習慣。這些資料也能幫助治療腸躁症的醫師了解你的狀態，在治療過程中幫助你與醫師溝通。

利用排便日記管理身體狀況吧！

日期		月　日(　)			月　日(　)			月　日(　)		
是否排便		□有　□無			□有　□無			□有　□無		
糞便形狀與排便次數		①一顆顆堅硬的糞便___次			①一顆顆堅硬的糞便___次			①一顆顆堅硬的糞便___次		
		②短短硬硬、表面凹凸不平的糞便___次			②短短硬硬、表面凹凸不平的糞便___次			②短短硬硬、表面凹凸不平的糞便___次		
		③表面有裂縫的香腸狀___次			③表面有裂縫的香腸狀___次			③表面有裂縫的香腸狀___次		
		④像香蕉或是霜淇淋的形狀___次			④像香蕉或是霜淇淋的形狀___次			④像香蕉或是霜淇淋的形狀___次		
		⑤半固態的軟便___次			⑤半固態的軟便___次			⑤半固態的軟便___次		
		⑥泥便___次			⑥泥便___次			⑥泥便___次		
		⑦沒有固定形狀的水便___次			⑦沒有固定形狀的水便___次			⑦沒有固定形狀的水便___次		
上廁所的時間點										
排便的力道		無感	輕微	強烈	無感	輕微	強烈	無感	輕微	強烈
肚子的症狀	殘便感	無感	輕微	強烈	無感	輕微	強烈	無感	輕微	強烈
	腹部不適	無感	輕微	強烈	無感	輕微	強烈	無感	輕微	強烈
	腹痛	無感	輕微	強烈	無感	輕微	強烈	無感	輕微	強烈
	脹氣	無感	輕微	強烈	無感	輕微	強烈	無感	輕微	強烈
	其他	無感	輕微	強烈	無感	輕微	強烈	無感	輕微	強烈
用餐		早餐	午餐	晚餐	早餐	午餐	晚餐	早餐	午餐	晚餐
是否正在服用便祕藥		□有　□無			□有　□無			□有　□無		
一整天的時間安排		早上	中午	傍晚、睡覺前	早上	中午	傍晚、睡覺前	早上	中午	傍晚、睡覺前
正在服用的藥物										
其他在意的症狀										

這張圖片是鳥居內科診所發給患者的「排便手冊」，方便患者記錄糞便的形狀、次數以及各種腹部症狀。撰寫排便日記也有助於改善生活習慣。（出處：Mylan EPD 有限責任公司）

適度的運動能調整身體與腸道的狀況，讓心理與腸道煥然一新

醫師在治療腸躁症的時候，也常建議患者可做一些適當的運動，而這就是所謂的運動療法。我們知道，腸躁症是大腸出現**內臟超敏反應**與**腸道運動異常**所引起的疾病，因此，適度的運動可讓大腸這個內臟的運動恢復正常。

話說回來，這種運動療法並非什麼特殊的療法。說穿了，就是以調整身體狀態為目的的治療方式，所以運動的強度不會太高，運動時間也不會太長，就算是需要上班、上學或是生活與一般人無異的患者，都能接受這種治療方式。

此外，適度的運動能讓心情放鬆。運動可促進大腦活化物質，讓人擁有成就感與滿足感，也能消除壓力，及透過腸腦軸線，抑制腸道過度活動、活動不足、超敏反應等這些症狀。藉由一些簡單的運動讓大腦與腸道放鬆，可說是腸躁症運動療法的目的。

適度的運動可調整身體狀況，讓精神煥然一新

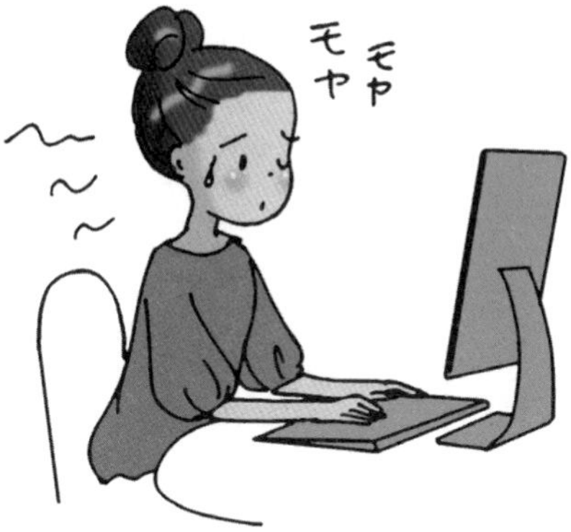

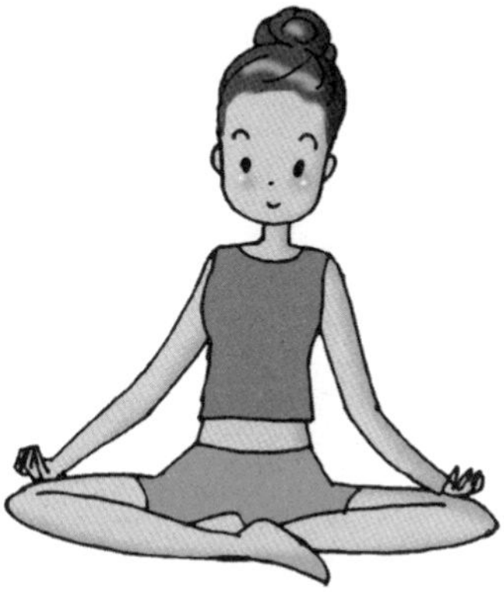

人體可透過適度的運動來調理。如果在工作或是讀書的時候，一直維持相同的姿勢，腸道的運動就會停滯，精神也會變得煩燥。讓我們試著讓身心煥然一新，藉此調節腸道的運動吧。

腸躁症的運動療法②

按摩或是扭轉身體的運動

對便祕型腸躁症特別有效的治療方式就是按摩。由於大腸位於小腸旁邊，所以用手按摩下腹部的左下角即可治療便祕型腸躁症。站著按摩也可以，但較建議躺著按摩，讓腹部放鬆，效果也會更明顯。

此外，站著讓上半身往左往右扭轉的運動，也能治療便祕型腸躁症。一般來說，人體都是朝向正面的，很少會往左右「扭轉」，所以當我們讓上半身左右扭轉，就能促進腸道運動。

這兩種運動的次數可自行決定，一天做二、三次就會有效果。此外，什麼時候做這類運動都可以，但若在洗完澡，精神放鬆的狀態下進行，效果會更明顯。

要注意的是，千萬不要因為這類運動傷到腰哦。

對治療便祕型腸躁症特別有效的運動

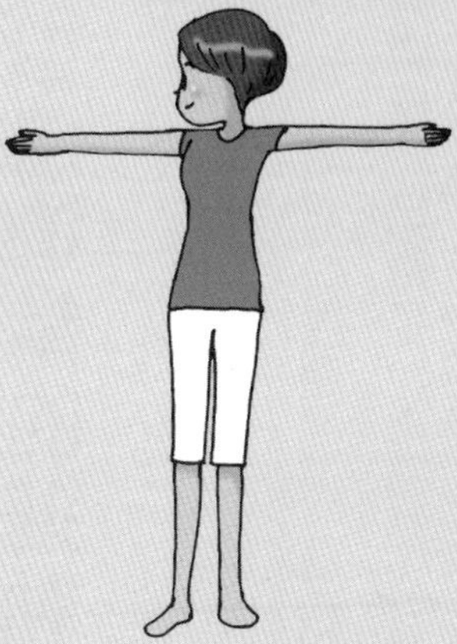

上半身左右扭轉

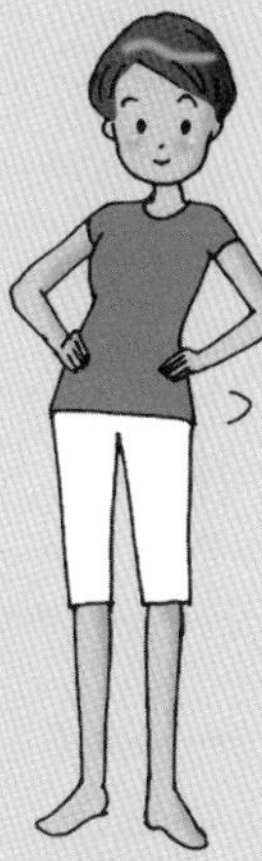

讓腰部往左右畫圓

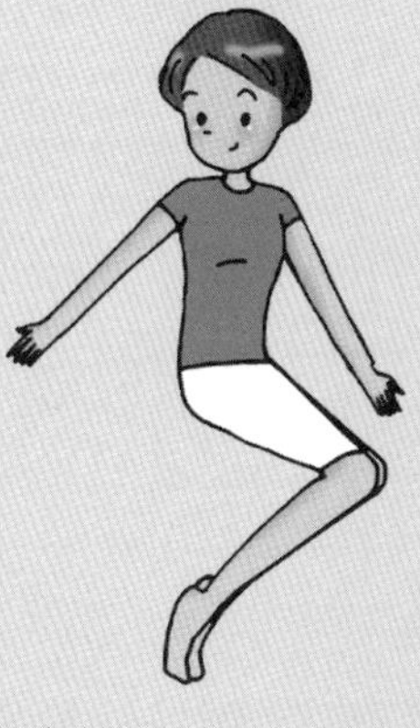

躺下來之後，將膝蓋立起來，讓膝蓋往腰部的左右兩側傾倒。

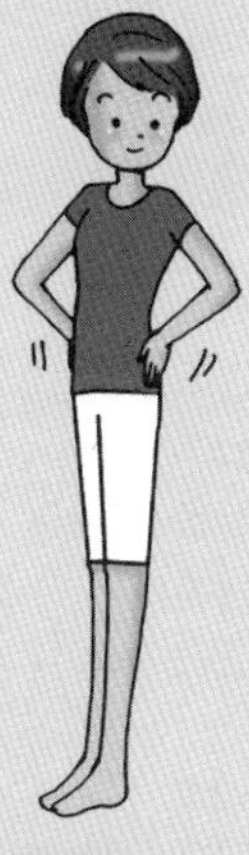

上述這些運動以 1 分鐘為標準，順便可讓背肌伸展。做這些運動時，動作可以緩慢一點，以免腰部受傷。

散步也是適當的運動

有些患者聽到「運動療法」會以為是什麼特殊的運動，但其實只要**散散步**或是**做做廣播體操**就足夠了。走路是人類最基本的運動，在工作或是做家事的時候，也都需要走路；反觀，散步往往是為了轉換心情才做，對治療腸躁症有明顯的效果。如果實在沒時間散步的話，不妨試著不搭公車，直接走路去車站。雖然走去上班的時候，無法走得太慢，但是一邊往車站走，一邊享受早晨清新的空氣與可愛的街景，身心應該都能放鬆不少。

下痢型腸躁症患者可能會擔心在散步的時候下痢或是腹痛（預期性焦慮），所以建議這類患者在家的附近散步就好，以便出現症狀就能立刻回家。在能夠放心的狀態下運動，也是非常重要的一環。

光是散步就能讓身心煥然一新

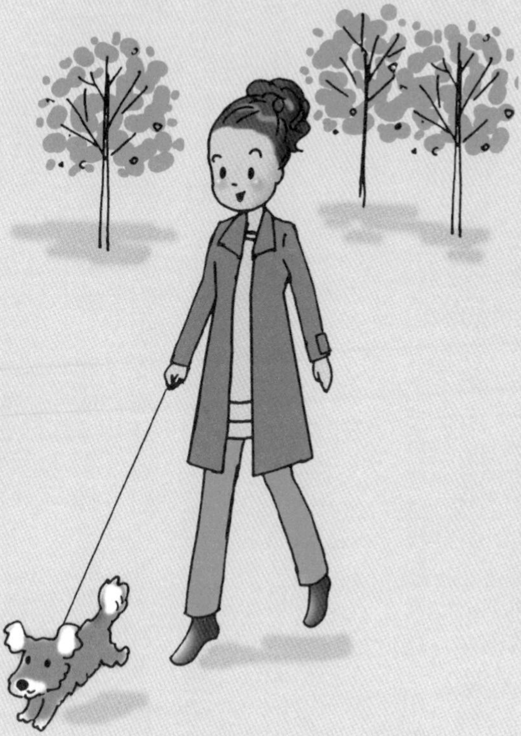

說是運動療法，其實不需要過於追求運動的強度，只需要做一些自己喜歡的運動即可。比方說，做做廣播體操或是散散步都不錯，因為我們並不是要成為運動選手，只是想要透過運動調整身體狀態與消除壓力而已。如果擔心突然肚子痛或是拉肚子，可在家的附近散步就好，以便在出現症狀時，能夠立刻回到家裡。

與腸躁症各種症狀有關的飲食

我們都知道，腸躁症的下痢、便祕、腹痛、脹氣與負責消化食物、吸收營養的**消化道有關**，換言之，飲食與腸躁症症狀息息相關。從腸腦軸線的觀點來看，壓力的確是誘發腸躁症症狀的一大主因，但我們也無法否定上述症狀會受到飲食的影響。

飲食的內容是否適當？是否對腸道造成負擔？是否攝取了必要的食材？讓我們試著重新檢視飲食內容吧。

此外，腸躁症的飲食療法除了得確認有無暴飲暴食、用餐時間是否固定或是飲食的內容外，也該確認一下進食的方式。簡單來說，重新檢視飲食習慣，是治療腸躁症的一大重點。接著就為大家介紹一些容易執行的關鍵點。

腸躁症飲食療法的重點

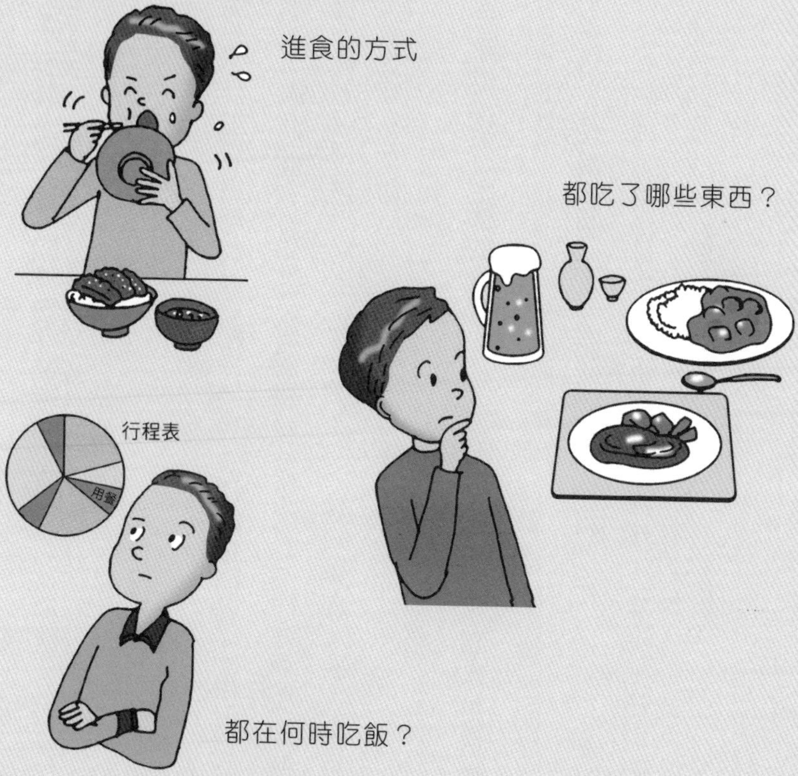

進食的方式
都吃了哪些東西？
行程表
用餐
都在何時吃飯？

由於腸躁症的症狀包含下痢、便祕、腹部不適，所以在治療腸躁症的時候，當然需要重新檢視飲食習慣。如果長期為上述的症狀所苦，建議大家調整進食的方式以及選擇不一樣的食材，以降低下痢或是便祕這類症狀出現的頻率。要注意，請先與醫師商量，是否必須進行飲食療法，以及進行飲食療法的方式。

讓飲食習慣變得規律

在前面改善生活習慣的章節也提過，**在固定的時間用餐**是非常重要的一件事。一餐不吃或是三餐時間紊亂都會讓腸道在消化食物時，承受多餘的壓力，排便也會變得不正常。此外，一餐不吃，一餐大吃的「暴飲暴食」形式也會造成腸胃的負擔，所以最好戒掉這個壞習慣。

另一個重點則是**均衡的飲食**。均衡攝取蛋白質、碳水化合物、脂肪與膳食纖維對於整腸很有幫助。比方說，女性常常為了減肥而極力避開脂肪，但這麼一來，排便就會變得不順暢。其實，脂肪可讓腸道運動變得活潑，所以一旦脂肪攝取不足，就很容易出現便祕。此外，不管是不是下痢型腸躁症，適度地攝取優格或是含有乳酸菌的乳製品也能幫助整腸。

不管是不是為了治療腸躁症，建議大家與醫師討論現在的飲食習慣，以便接受正確的治療。

三餐規律非常重要

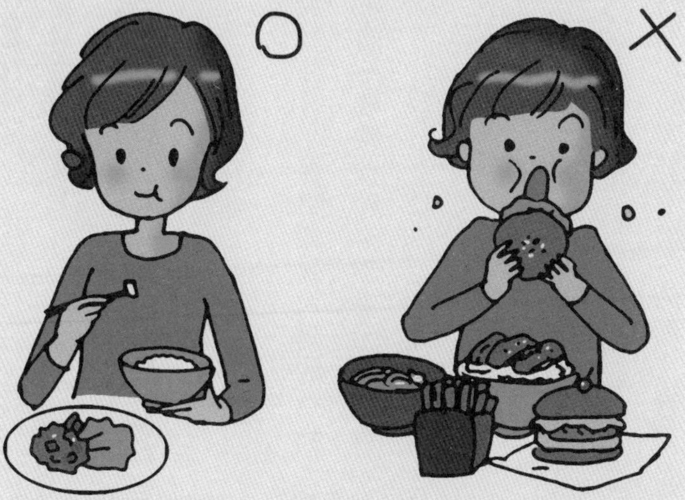

在短時間之內吃進一大堆食物的暴飲暴食飲食習慣會對腸道造成負擔。胃腸消化食物與吸收營養都需要時間，所以當三餐不規律，或是有一餐沒一餐時，就無法改善腸躁症症狀。建議大家盡可能養成三餐定時定量的習慣。

下痢型腸躁症患者要特別注意誘發下痢的食材

下痢型腸躁症患者最好**避開刺激大腸的食物**。吃些刺激不那麼強烈的食物或許沒關係，但是盡可能不要吃那些「超辣」的食物，以免過度刺激大腸。下痢型腸躁症患者也不太適合一口氣灌下大量的冷飲或冰水，也不要喝那些會讓肚子脹氣的碳酸飲料。

後面會提到，下痢型腸躁症患者應該減少攝取不溶於水的非水溶性膳食纖維。一般的膳食纖維雖然有助排便，但是非水溶性膳食纖維則會吸水膨脹，進而刺激腸道與促進排便，所以不利於改善下痢。前面也提到，脂肪會讓消化道的運動變得活潑，所以下痢型腸躁症患者也應該減少攝取。

下痢型腸躁症的患者常常會突然腹痛或是想拉肚子，讓日常生活變得很不方便，所以千萬要多注意飲食內容。

盡可能避開誘發下痢的食物

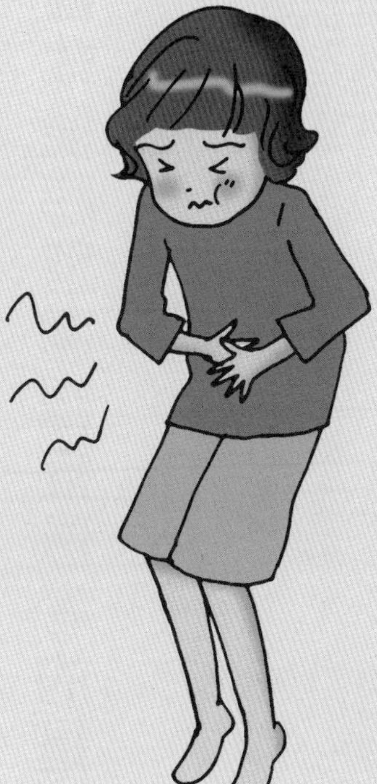

- 太刺激性的食物
  會對腸胃造成刺激。
- 非水溶性纖維
  吸水膨脹後，會刺激腸道。
- 脂肪
  會讓消化道運動變得活潑。

* 上述食材不一定都是「不好的食物」。下一頁將進一步說明非水溶性膳食纖維。

如果一直無法擺脫下痢、腹痛這類腸躁症症狀，少攝取上述的食物應該或多或少能抑制症狀。話說回來，脂肪與碳水化合物、蛋白質合稱三大營養素，若是不攝取脂肪，反而會弄壞身體。請大家不要排擠上述的食物，而是要試著在治療腸躁症的過程中與它們和平相處。

能夠拯救便祕型腸躁症患者的是膳食纖維

對於便祕型腸躁症患者來說，排便順暢是首要任務。能夠促進排便，改善便祕的食材當屬藏在蔬菜或是其他食材中的膳食纖維。

膳食纖維可大致分成溶於水的**水溶性膳食纖維**以及不溶於水的**非水溶性膳食纖維**。水溶性膳食纖維會在吸收水分之後變得黏稠，而能讓水分留在大腸與幫助排便。非水溶性膳食纖維則如前頁所述，會在吸水之後膨脹，進而刺激腸道。

話說回來，如果攝取過多的膳食纖維，易導致腸道運動失控，所以千萬要注意攝取量。膳食纖維的每日建議攝取量約為二十公克，換算成蔬菜的話，大概就是一天攝取三次兩個手掌的份量。

水溶性與非水溶性膳食纖維的性質

水溶性膳食纖維的效果

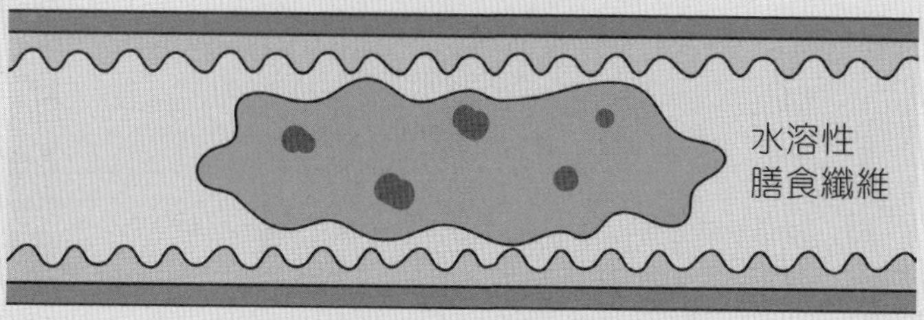

非水溶性膳食纖維的效果

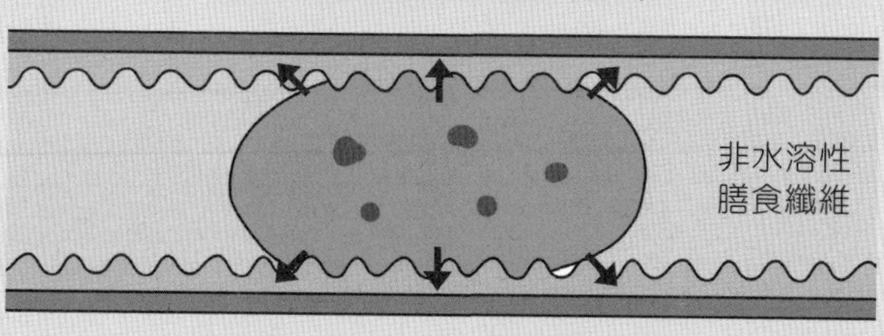

水溶性膳食纖維會在吸水之後變得黏稠。非水溶性膳食纖維雖然不溶於水，卻會在吸水之後膨脹，所以能刺激腸道與促進排便。

富含膳食纖維的食材

水溶性膳食纖維	昆布、海帶芽、海蘊、秋葵、鹿尾菜、蒟蒻與其他
非水溶性膳食纖維	牛蒡、高麗菜、胡蘿蔔、菇類、蘿蔔與其他

腸躁症與飲食療法⑤

喝飲料的注意事項

愛喝酒的人往往會忍不住晚上喝一杯對吧？不過，酒精會促進腸道運動，所以下痢型腸躁症患者最好不要喝酒。

話說回來，下班後喝一杯，既可消除壓力，又能養精蓄銳，逼自己滴酒不沾，有時反而會造成壓力，所以也有一些人認為不需要禁酒，在此建議大家先與醫師討論再決定是否要減少飲酒。話說回來，一口氣灌下大量的冰啤酒，也會誘發下痢症狀，肚子也會因為碳酸而脹氣，所以啤酒或是其他酒類都該淺嚐即止較好。

另外，乳製品雖然有助整腸，但是喝太多冰牛奶或是其他的乳製品，一樣會誘發下痢症狀，所以建議大家不要一口氣喝太多冰冷的飲品。

冰冷的飲品會讓腸胃變弱……

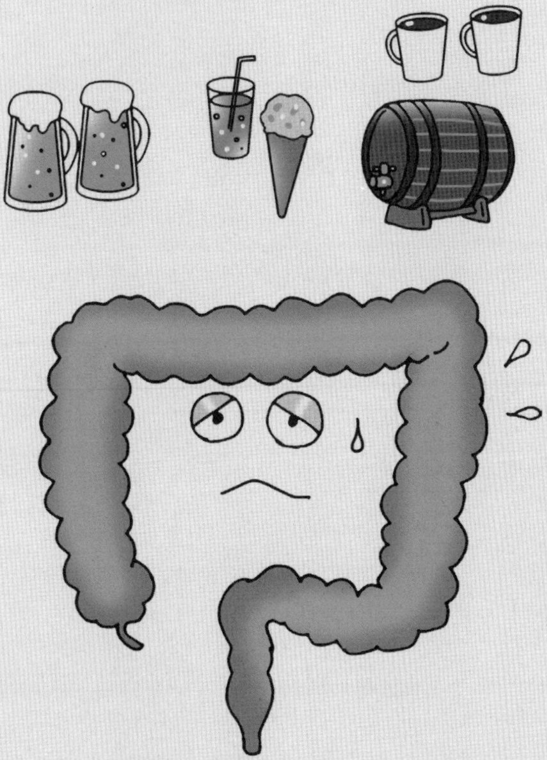

不管是不是腸躁症患者，都盡可能不要在肚子不太舒服的時候喝太多冷飲或是酒類。不過，就算正在接受腸躁症的飲食治療，喝點酒或啤酒紓解壓力，有時反而能帶來好結果。話說回來，不管是吃什麼或喝什麼，都不能因為愛吃而一口氣大量攝取。

在腸道不易被吸收的 FODMAP

治療腸躁症的領域正在瘋狂討論 FODMAP 這個話題。所謂的 FODMAP，是指不容易在小腸被吸收，以及在大腸發酵的四種碳水化合物。分別為寡醣、雙醣、單醣與多元醇。這四種醣類的英文名稱首字合併起來，就是 FODMAP 這個單字。

這些未經吸收就進入大腸的醣類會與大腸裡的細菌一起發酵，進而產生氣體，所以有可能會引發**腹痛**、**腸道運動異常**、下痢或便祕這類症狀。

為此，治療腸躁症的時候，會根據 FODMAP 的概念，建議患者避免攝取含有這四種碳水化合物的食材。目前已有資料指出，這種方式能有效治療腸躁症，所以低 FODMAP 飲食療法（又稱「低腹敏飲食法」）也成為備受重視的腸躁症飲食療法。如果想要嘗試這種療法，不妨先與熟悉的醫師討論下吧。

不易被腸道吸收與容易發酵的食材

	高 FODMAP 的食材	低 FODMAP 的食材
穀類	小麥、大麥、裸麥、烏龍麵、素麵、拉麵、義大利麵、蛋糕、披薩、章魚燒、大阪燒、水果乾、餅乾、麵包、玉米、派、杯子蛋糕、甜甜圈、蜂蜜、烘培點心	白米、米粉、蕎麥、不含麵粉的食品、墨西哥夾餅、玉米粉、爆米花、燕麥片
蔬菜	豆類、蘆筍、蔥、青椒、牛蒡、洋蔥、韭菜、芹菜、納豆、大豆、炸薯條、大蒜	蕃茄、茄子、香芹、胡蘿蔔、地瓜、南瓜、萵苣、小黃瓜、竹筍、橄欖、白菜、蕪菁、綠花椰菜、櫛瓜、樹薯、菠菜、豆腐、豆芽菜、馬鈴薯、洋芋片（少量）、秋葵、青江菜
水果	蘋果、西瓜、桃子、梨子、石榴、葡萄柚、酪梨、杏子、葡萄乾、西洋梨、柿子、李子乾、荔枝、芒果	草莓、香蕉、葡萄、橘子、藍梅、哈密瓜、奇異果、檸檬、萊姆、栗子、榴槤、椰子

近年來，這種減少攝取 FODMAP 以調整腸胃狀況的治療方式備受矚目，許多醫師也使用這種方式來治療腸躁症患者。上述是「高 FODMAP 食材」與「低 FODMAP 食材」的分類表，其他還有乳製品與發酵食品的分類，包含多種食材。

與 FODMAP 和平相處的方法

FODMAP 這個源自歐美的概念，已慢慢地滲透世界各個治療腸躁症的領域，外國的論文也證實了這項治療方式的效果。

不過，前一頁的高 FODMAP 與低 FODMAP 的表格列出了非常多食材，**實在很難在日常三餐中避開它們**，如果患者太過在意這些食材，有時反而會造成壓力。不進行嚴格的飲食控制，盡情地享受食物，反而能夠減輕壓力，也能為腸躁症的治療加分。此外，FODMAP 算是新興概念，目前還在蒐集相關的資料，同時也有一些需要釐清的部分。

如果您也想試試 FODMAP 這種治療方式，而且能在沒有壓力的情況下持之以恆，不妨在實行之前，先與醫師商量一下吧。

如何在治療腸躁症的時候，成功導入 FODMAP 的概念？

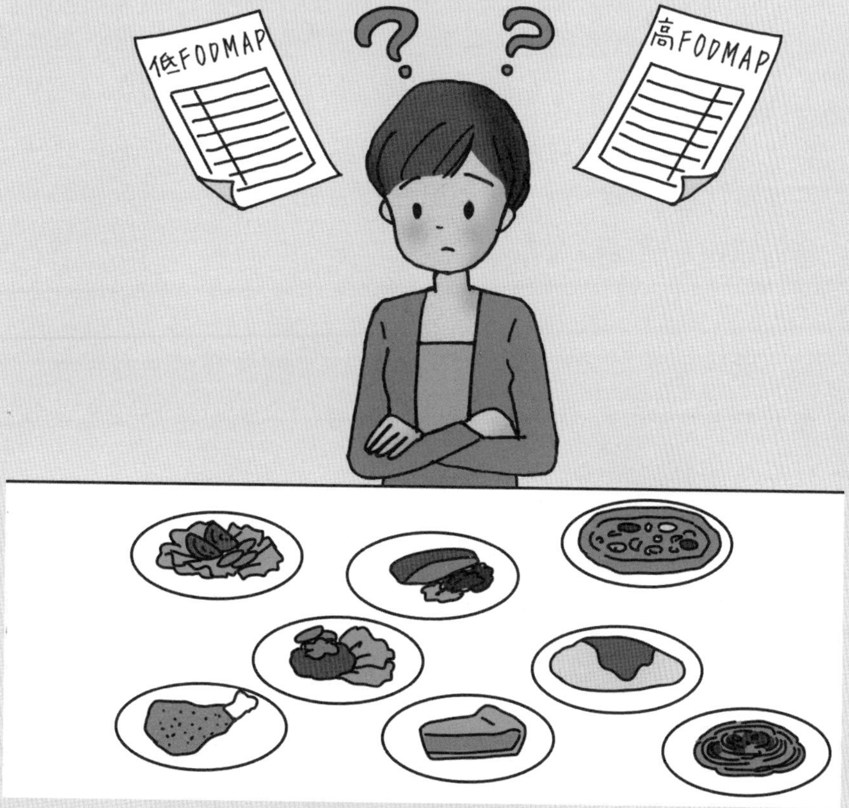

如 143 頁的表格所示，與 FODMAP 有關的食材非常龐雜。與醫師商量之後，輕鬆地實踐這個概念，或許才是與 FODMAP 和平相處的方法。

column

深受腸躁症困擾的歷史人物

若是試著爬梳歷史，會發現不少歷史人物受腸躁症所苦。

比方說，豐臣秀吉的家臣石田三成就是其中一位。據說石田三成於慶長 5 年（1600 年）10 月 21 日，趕赴豐臣與德川家康一決勝負的關原之戰的時候，以及戰敗逃亡的時候，都出現了嚴重的腹痛與下痢。在面臨攸關生死的戰役，以及被敵軍追殺的時候，遭受的壓力之大可想而知，也因此出現了腸躁症症狀。

話說回來，石田三成並非在戰場大展身手的「猛將」，而是為豐臣家操持內政與外交的「官僚」，所以他有可能每天都承受著操持政務的壓力。

另一位歷史人物就是鹿兒島的英雄西鄉隆盛。據說這位在幕末與明治政府中心的人物，也曾深受嚴重的下痢所苦，尤其在幕府將軍德川慶喜決定下放權力的「大政奉還」之際，更是一天拉了五十次肚子。當時的西鄉隆盛負責協調各界的勢力，不難想像他的壓力有多大。雖然西鄉隆盛總給人一種沉穩大度的印象，但即使是這樣的人物，還是會因為壓力而出現腸躁症症狀。

雖然我們只是從歷史文件推敲這些歷史人物的病情，但這些偉人似乎都曾為了腸躁症所苦。

5

面對腸躁症的心態

面對腸躁症的心態①

盡可能不要讓自己承受壓力

誘發腸躁症的一大主因就是壓力。每個人對於壓力的定義都不同，即使是遇到同一種情況，有些人可能會覺得很有壓力，有些人卻覺得沒什麼。

簡單來說，腸躁症患者通常想得比較遠，也很在意自己與別人之間的距離，那些對工作有完美主義的人，或是將讀書計畫安排得很縝密的人，罹患腸躁症的風險通常比較高。此外，有些人外表看起來大喇喇的，但其實內心非常纖細與敏感。

我們沒辦法立刻改變自己的想法，也不需要**逼自己改變個性**。不過，在治療腸躁症的時候，若稍微調整一下自己的想法，往往可以得到不錯的結果。不要一直告訴自己「應該治不好」，而是要直接了當地對自己說「一定會治好」，然後專心接受治療。

此外，與其將目標放在徹底痊癒，不如將目標放在七十五分，讓自己與腸躁症和平相處。

抱著「一定治得好！」想法，保持樂觀的心情非常重要

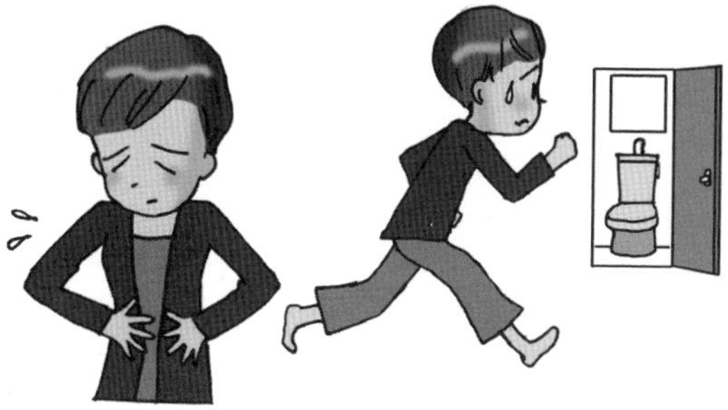

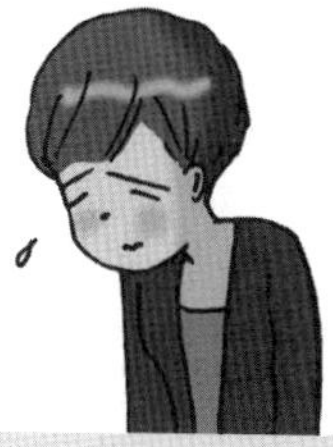

與其整天煩惱「說不定治不好了⋯⋯」

不如告訴自己「一定治得好！」讓自己保持樂觀

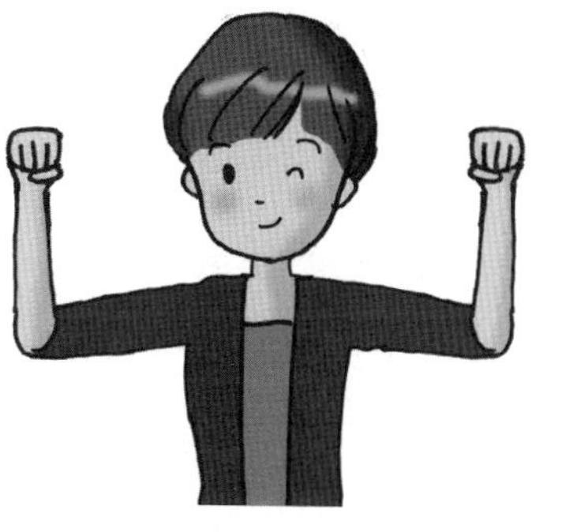

如果一直被排便異常或是腹部不適的症狀糾纏，任誰都會往壞的方向想，但這麼一來，反而不利腸躁症的治療。建議大家抱著樂觀的心情，告訴自己「腸躁症一定治得好」，這才是控制身體狀況與克服腸躁症的捷徑。

面對腸躁症的心態②

腸躁症患者是「脆弱的人？」——腸躁症是與體質有關的疾病

雖然現在比較不會有人這麼想，但還是有些人覺得，那些一受到壓力就會肚子不舒服的人，都是「抗壓性不足的人」，甚至有些患者也是如此看待自己的。

不過，腸躁症患者真的是「脆弱的人」嗎？如第一章所述，源自壓力的腸躁症是有可能找上任何人的疾病。**腸躁症患者通常是敏感、纖細的體質，很容易因為壓力而出現下痢或是腹痛這類症狀**。換言之，將過敏體質的人視為「玻璃心的人」絕對是大錯特錯，而且腸躁症也不是用來判斷一個人「堅強」或「軟弱」的標準。

前一頁也提到，有資料指出，腸躁症患者往往想得比較遠，也比較在意周遭發生的事情，反過來說，不管是在職場還是在私生活中，他們有可能都是想得**更深入**、

更廣泛的那群人。

「大腸激躁症（腸躁症）」的「激躁」絕非負面的字眼，只是形容體質的詞彙。

反過來說，願意接受腸躁症治療的患者，是積極面對自己體質，與疾病對抗的「勇者」。

腸躁症患者絕非「脆弱的人」

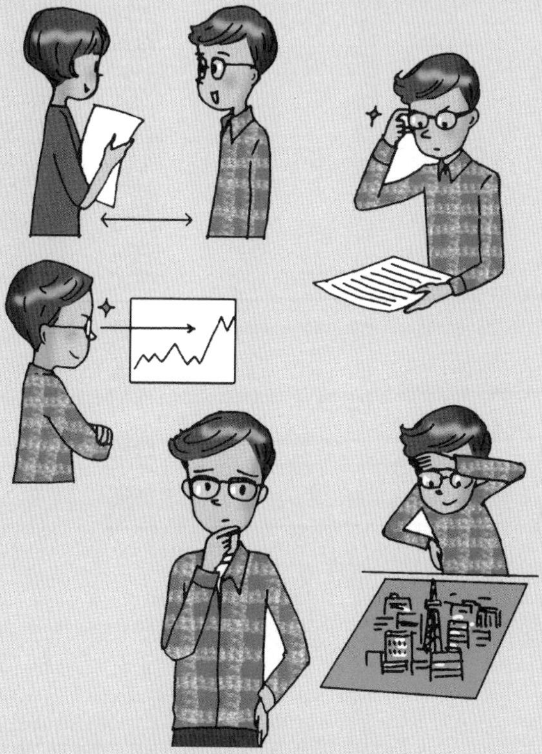

直到現在，似乎還有人將腸躁症患者視為「脆弱的人」，但其實根本不是這麼一回事。腸躁症患者一承受壓力，大腸就會出現超敏反應的「體質」，所以就本質而言，與其他的疾病沒有兩樣，而且腸躁症也不是判斷一個人「堅強」或「軟弱」的基準。

飲食療法也需要有點樂趣

第四章介紹了飲食療法，也說明了哪些是該做的事，哪些是不該做的事情。接下來的內容雖然聽起來有點自相矛盾，不過，就算真的罹患了腸躁症，也**沒有任何「飲食禁忌」**。重點在於過猶不及這句話，過度的攝取與忌口都不是好事。

下痢症狀很嚴重的時候，當然要比平常少吃些刺激性食物或是少喝些冷飲，如果只是因為罹患了腸躁症就禁止自己享受喜歡的食物，反而會造成壓力。只要懂得節制，與三五好友一起喝酒也能幫助自己釋放壓力。

第四章介紹的技巧僅供參考，腸躁症患者可在了解這些技巧之後，一**邊接受醫師的建議**，一邊視情況實踐這些技巧，腸躁症的症狀應該就會慢慢地消失了。

開心地享受美食非常重要

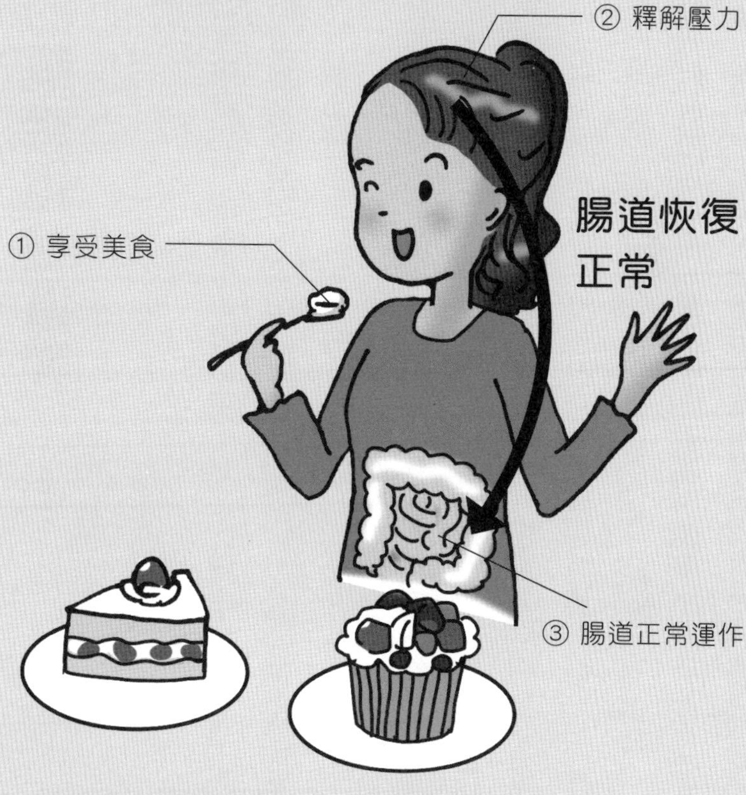
② 釋解壓力
腸道恢復
正常
① 享受美食
③ 腸道正常運作

「盡可能避開不該吃的食物」固然可以抑制與腸躁症有關的腹部不適症狀，但過度的忌口反而會讓吃飯這件事變得索然無味，也會累積壓力。就算正在實踐腸躁症的飲食療法，也沒有絕對不能吃的食材，只要別暴飲暴食，就能開心地享受美食。

面對腸躁症的心態④

充足的睡眠也很重要……

為了治療腸躁症而改善生活習慣時，充足的睡眠也相對重要。一般來說，只要睡足七個小時就能消除疲勞，但有時候我們會因為太擔心隔天的會議、考試或是比賽而只睡二、三個小時。

如果真的遇到這種情況，建議不要一直糾結在「沒睡夠七個小時」這件事，而是要告訴自己「睡了二、三個小時的好覺」。說得極端一點，就算只能睡二、三個小時，**只要醒過來的時候覺得神清氣爽就沒問題了**。長期失眠固然該盡快治療，但從治療腸躁症的觀點來看，與其覺得「沒睡飽」，還不如告訴自己「稍微躺一下，疲勞也可消除一些」以面對失眠，如此更能有效治療腸躁症。睡眠不足的確沒辦法完全消除疲勞，**但我們還是可以改變自己的「想法」，拒絕讓睡眠不足這件事成為壓力**。此外，白天若有空的話，盡可能走出室外，晒晒太陽吧，因為陽光能幫助我們重設生理時鐘。

如果很在意自己睡不飽這件事，建議可與熟悉的家庭醫師商量，光是這樣，應該就能讓自己變得更輕鬆了。

睡眠品質取決於當事人的滿意度

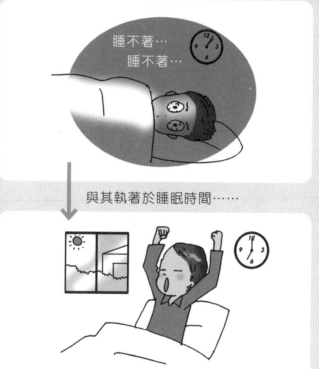

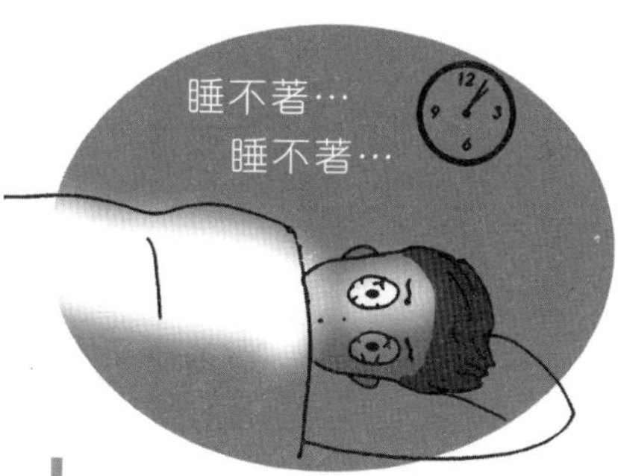

與其執著於睡眠時間……

只要早上起床的時候，以及一整天的心情都很好，就能紓解壓力

從改善生活作息，治療腸躁症的觀點來看，只要患者本身覺得有睡飽，睡眠時間的長短就不是那麼重要。不過，若是持續失眠，身體當然還是會越來越累，而且也有可能是身體出了毛病，所以還是要向醫師尋求協助哦。

運動與興趣都要開開心心地去做

第四章也稍微提過，有助於改善腸躁症症狀的運動有很多種。雖然這些運動都有效，但絕對不能有「不做不行」的想法。

比方說，最簡單的就是散步，這也是年長者能夠輕鬆執行的運動。這項運動的重點在於走出戶外，轉換心情。一開始可以只走個五分鐘，之後延長為十分鐘，慢慢地建立「就算外出，也不用擔心下痢或腹痛」的自信。這也是腸躁症行為療法的一環。

最最重要的一點在於開心地運動及持之以恆，以自己喜歡的運動代替散步或是廣播體操也無妨。「開心地做，以及持之以恆地做」是最重要的一環，這個道理同樣地可以在飲食療法上應用。一旦大腦覺得開心與幸福，腸道的運動就會因為腸腦軸線的關係而恢復正常。

將目標放在「治好腸躁症」固然是件好事，但大家不妨換個想法，試著享受眼前的一切，累積一分一秒的喜悅，應該就能一步步走到「腸躁症徹底痊癒」這個終點。

運動與興趣都要開心地享受與持之以恆

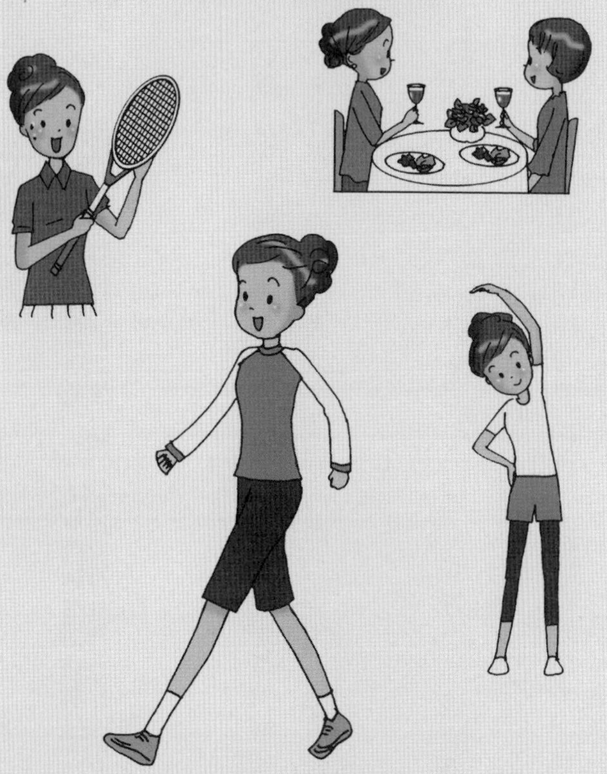

運動療法的優點在於運動可促進內臟正常運作，還能讓我們轉換心情。大家可試著做一些喜歡的運動，不然也可以散散步，做做廣播體操，盡可能做一些讓自己能夠持續走出戶外的運動。不管做什麼事情，都要以「開心」為優先，這點也可同樣套用在飲食療法上面。

面對腸躁症的心態⑥

以「75%的生活方式」克服腸躁症

現代人的壓力來源非常多，工作、學業、人際關係、經濟問題都會造成壓力，許多人也因為求好心切而被捲入猶如漩渦的壓力之中；此外，亦有些人為了徹底治好腸躁症反而承受更多壓力。

追求百分之百的成果不一定是壞事，但不可能每次都達成百分之百的結果。反省固然重要，但一直煩惱根本無法創造理想的結果。建議大家對自己寬容一些，告訴自己「雖然工作失誤了，但我已經徹底反省，所以就先放下，然後往前邁進吧」，讓自己在明天重新開始。

「將目標放在百分之百的生活方式」的確很棒，但是腸躁症患者請試著以「凡事只求百分之七十五成功心態過生活」。不要覺得「剩下的百分之二十五是遺憾」，而是要覺得「能做到百分之七十以上，就已經很成功了」。建議大家不要將目標放在滿分上面，而是要將百分之七十五視為及格線。這意思不是要大家將百分之七十五設為上限，而是希望大家從容一點，才能一步步克服腸躁症。

請大家千萬不要忘記「人生本該快樂」這件事，這也是克服腸躁症或是遠離腸躁症的最佳祕訣。

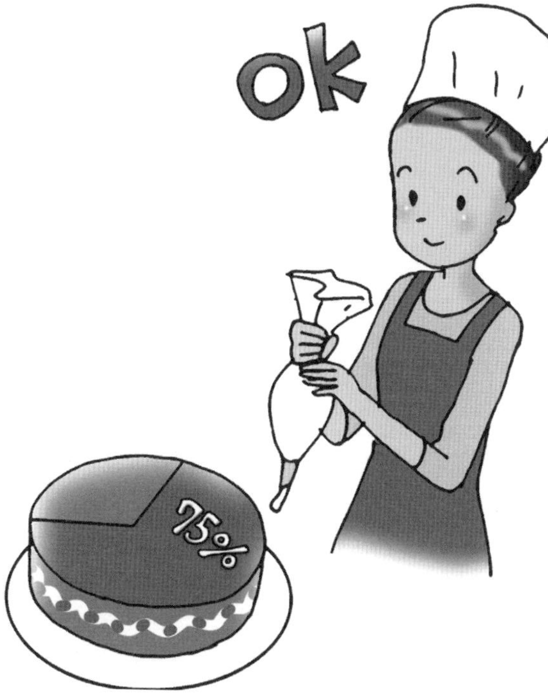

腸躁症超圖解

腸道愛生氣，都是因為它？
這樣做，自然揮別惱人腸敏感，從心到身找回健康人生

作　　者　鳥居明
譯　　者　許郁文
責任編輯　陳姿穎
內頁設計　江麗姿
封面設計　任宥騰
行銷企劃　辛政遠、楊惠潔

總 編 輯　姚蜀芸
副 社 長　黃錫鉉
總 經 理　吳濱伶
發 行 人　何飛鵬

出　　版　創意市集
發　　行　英屬蓋曼群島商家庭傳媒
　　　　　股份有限公司城邦分公司
　　　　　歡迎光臨城邦讀書花園
　　　　　網址：www.cite.com.tw

香港發行所　城邦（香港）出版集團有限公司
　　　　　　九龍九龍城土瓜灣道 86 號順聯工業大廈
　　　　　　6 樓 A 室
　　　　　　電話：（852）25086231
　　　　　　傳真：（852）25789337
　　　　　　E-mail：hkcite@biznetvgator.com
馬新發行所　城邦（馬新）出版集團
　　　　　　41, Jalan Radin Anum, Bandar Baru Sri
　　　　　　Petaling, 57000 Kuala Lumpur, Malaysia.
　　　　　　電話：（603）90563833
　　　　　　傳真：（603）90576622
　　　　　　E-mail：services@cite.my
展售門市　台北市民生東路二段 141 號 7 樓
製版印刷　凱林彩印股份有限公司
初版一刷　2023 年 11 月
I S B N　978-626-7336-33-5
定　　價　420 元

客戶服務中心

地址：10483 台北市中山區民生東路二段 141 號 B1
服務電話：（02）2500-7718、（02）2500-7719
服務時間：周一至周五 9：30 ～ 18：00
24 小時傳真專線：（02）2500-1990 ～ 3
E-mail：service@readingclub.com.tw

若書籍外觀有破損、缺頁、裝釘錯誤等不完整現象，想要換書、退書，或您有大量購書的需求服務，都請與客服中心聯繫。

國家圖書館出版品預行編目（CIP）資料

腸躁症超圖解：腸道愛生氣，都是因為它？這樣做，自然揮別惱人腸敏感，從心到身找回健康人生 / 鳥居明著 ; 許郁文譯 . -- 初版 . -- 臺北市 : 創意市集出版 : 英屬蓋曼群島商家庭傳媒股份有限公司城邦分公司發行 , 2023.11
　面；　公分

ISBN 978-626-7336-33-5(平裝)
1.CST: 大腸激躁症 2.CST: 胃腸疾病

415.56　　　　112014605